シリーズ日米医学交流 ● No.9

感染症診療にみる 医学留学への パスポート

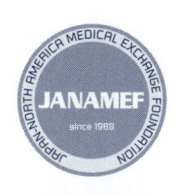

JANAMEF
JAPAN-NORTH AMERICA MEDICAL EXCHANGE FOUNDATION
since 1988

財団法人 日米医学医療交流財団／編

A PASSPORT FOR
CLINICAL TRAINING

はる書房

巻頭言

　日米医学医療交流財団設立の大きな目的の1つは臨床医学交流です．当財団が出版してきたこの「シリーズ日米医学交流」は今回で9号を数えますが，一貫して日本の臨床医療のなかで諸外国に比較して改善の余地が大きいと思われる領域を取り上げてきています．
　海外で勉強している，あるいはすでに帰国して活躍している若手医師を中心に彼らの経験を紹介していただくとともに，留学後一定期間を経た先輩医師を編集者として，日本の医療にそれらを適応させる視点と課題を交えて討論していただく形式が好評です．

　折からの新型インフルエンザの流行で，医療者だけでなく一般国民も含め，感染症に対する関心は高まっています．一方で，これまでのわが国の感染症診療は，個々の細菌やウイルスの挙動，それに対する抗菌薬の作用にともすると留まりがちであり，厚生行政を含め広く臨床疫学の視点を欠いてきたのは明らかです．
　目の前の患者の病態だけを考えた，あるいは自分の診療科だけを考えた（自己流の）抗菌薬の投与が，個人あるいは病棟，病院ひいては地域社会に耐性菌を蔓延させ，結果として国民の健康を蝕むことにもなると理解されつつあります．
　これからの感染症診療学は，起炎病原体診断学や抗菌薬投与法研究一辺倒から脱却し，広く感染症あるいはそれに伴う全身の随伴病態の研究と根拠に基づいた臨床が中心になるべきだと思います．
　そうした流れは，CRPや白血球数値，あるいは膨大な増幅メカニズムが組み込まれたPCRあるいは細菌培養検査の限界を理解した臨床の重要性を日々若い研修医たちに説いている編集者の青木眞氏（感染症コンサルタント，財団評議員）の基本的な考えと軌を一にしており，北米の医療で

は基本的に受け入れられている姿でもあります．
　この基盤の上に，体系的な教育を受けた感染症専門医が増えることが，わが国の医療の健全な発展につながると思います．

　本書を通じて，そうした感染症診療の一端に触れ，ひとりでも多くの若手医師が北米留学を目指してほしいと願います．

　2009年10月

日米医学医療交流財団理事長
宮坂勝之

Contents

巻頭言 ·· 1
宮坂勝之（財団法人 日米医学医療交流財団理事長）

I 部

夢実現への第一歩
──それぞれの留学体験　PART 9──

解説　日本の感染症をとりまく風景 ································· 9
青木　眞（感染症コンサルタント／サクラ精機株式会社学術顧問）

＊

chapter 1
それは，すぐれたジェネラリストになること ····················· 13
谷口俊文（ワシントン大学感染症科）

chapter 2
少しずつ変わる米国臨床留学の意義 ································ 27
本田　仁（ワシントン大学感染症科）

chapter 3
集中治療医が挑む臨床感染症学 ··· 41
林　淑朗（クィーンズランド大学臨床研究センター）

chapter 4
自らの成長に必要であった米国での日々……………………59
神谷　亨（洛和会音羽病院感染症科・総合診療科）

chapter 5
知識と経験のある専門家が求められるとき……………………73
本郷偉元（武蔵野赤十字病院感染症科）

chapter 6
卒後11年目にして巡ってきたチャンス……………………83
柳　秀高（東海大学内科学系総合内科）

chapter 7
日本の社会に根ざした感染症医療の創出……………………97
大曲貴夫（静岡がんセンター感染症科）

II部

「これからの留学の新しい展開」
――'08年度JANAMEF留学セミナーより――

chapter 1
レジデント留学・フェローへの道……………………115
永松聡一郎（ミネソタ大学呼吸器内科・集中治療内科クリニカルフェロー）

chapter 2
米国のAcademic trackのfacultyになるということ……………135
橋本友紀（カリフォルニア大学サンフランシスコ校麻酔科アソシエイト・プロフェッサー）

chapter 3
臨床留学経験者が指導的立場に立つ日……………………………151
中田善規（帝京大学医療情報システム研究センターセンター長／帝京大学医学部麻酔科学講座教授）

chapter 4
〈パネルディスカション〉
臨床留学のパスウェイ………………………………………161

■ 資料
資料1　2009年度 JANAMEF　研修・研究、調査・研究助成
　　　　募集要項………………………………………………177
資料2　2008～2009年度　JANAMEF助成者リスト…………184
資料3　環太平洋アジア基金……………………………………187
資料4　助成団体への連絡および、留学情報の問い合わせ先……189

あとがき………………………………………………………191
野村　実（JANAMEF常務理事）

執筆者紹介………………………………………………………193

I 部

夢実現への第一歩
―― それぞれの留学体験 PART 9 ――

解説

日本の感染症をとりまく風景

感染症コンサルタント
サクラ精機株式会社学術顧問
青木　眞

▍臨床感染症学のイントロダクション

　長く日本の感染症の世界は微生物学が中心であった．世界に冠たる学術的成果は北里柴三郎，野口英世など彼ら微生物学者によってもたらされてきた．これらの背景には近代医学の発展が微生物学の発展によるところが大であること，ドイツから輸入されたことなどが背景にある．
　微生物学はその本来的な特徴として，研究対象が微生物の細胞膜であれ遺伝子であれ"人体から取り出された状態"で分析対象となることが多い．この事実は驚くほど日本の臨床現場にインパクトがあり，時に微生物の一

人歩き，言い換えれば臨床現場の実態からかけ離れた議論として展開される傾向につながった．

　これら臨床感染症学の欠如に加え，日本の医療界に長く存在し続ける生物統計学的・疫学的文化の欠損は日本の臨床現場に大きな影を落としてきた．それは MRSA 問題しかり，新型インフルエンザ問題しかり，そして間違いなく感染症以外の問題でもしかりである．

　しかし，日本の臨床現場の風景は，医学生・若手医師を中心に大きく急激に変化しはじめている．それは主として米国から"輸入"された臨床医学の文化によるところが大である．そしてその風景の変化は感染症に続き，同様に臓器横断的なアレルギー膠原病学，腫瘍学などの領域でも始まっている．

　臨床感染症学のイントロダクションは日本人初の米国感染症専門医として沖縄県立中部病院で長年教育に携わられた喜舎場朝和先生によりなされ，彼により蒔かれた種は大曲貴夫先生，岩田健太郎先生，矢野晴美先生らにより大きく拡大したといってよい（筆者はこれら第 1 世代と第 3 世代の専門医の隙間に位置する）．

　そのような意味では今回の号に寄稿してくださった臨床感染症学のエキスパートたちはすでに第 4 世代に突入しておられる方々である．彼らのメッセージはそれぞれ非常にユニークでありながら，同時にまた極めて共通したものである．

　共通項を例に挙げれば，米国など異文化に住むことへのとまどい，英語との格闘，素晴らしい role model との出会い，優れた教育体制，帰国後の苦労などがある．今後，米国への臨床留学を考える世代の有用な参考資料となるにちがいない．

感染症診療にみる新しい日本の医療

　日本は世界最大の速度で高齢化が進む世界一の長寿国家である．このため現在，われわれが格闘する疾患は加齢（Aging）の表現であり避けがた

いものが多く，誤嚥性肺炎などはその典型である．そしてこのような"難易度の高い"症例に対する医療は一般的に対費用効果が低く人口減少に歯止めのかからない成熟した国家の重荷とならざるをえない．これは日米ともに表現形はいかにあれ他の西ヨーロッパ諸国などと同様である．

　高齢者のみならずより多くの重症患者，免疫不全患者の予後を改善するにあたり，現代医学・医療の中で抗菌薬の果たす役割は大きい．しかし同時に新しく強力な広域スペクトラムの抗菌薬は高価であり耐性の問題と裏表である．日本に不必要だが無数にある抗菌薬，必要だが何十年も存在しない抗菌薬，進展しないワクチン提供体制など課題が山積みである．

　多くの賢人が「抗菌薬こそが20世紀最大の人類の発見・宝」としている．この宝をいつまでも価値あるものとして維持し，次世代に手渡しするため，抗菌薬のより適切な使用法・使わないですませる知恵が今ほど求められている時代はない．

　金融や外交にかぎらず医療においても米国追随が成功を約束しない今日，日本は自らの文化・風土に整合性のあるシステムを構築していく必要がある．今回の執筆者たちはこれらの難問に対する答えを持ち合わせている方々であると信ずる．本書が多くの読者の目に触れて新しい「日本の医療」を考える参考にしていただければ幸いである．

chapter 1

それは，すぐれたジェネラリストになること

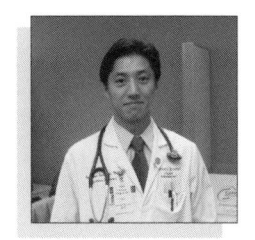

ワシントン大学
感染症科
谷口俊文

July 2005-June 2008
Resident
Department of Internal Medicine
St. Luke's-Roosevelt Hospital Center

July 2008-June 2011
Clinical Fellow
Division of Infectious Diseases
Washington University School of Medicine

❖要旨❖

　学生時代の貴重な体験や出会いからすぐれたジェネラリストになることと米国で感染症を学ぶことを志し，武蔵野赤十字病院でのジェネラルな知識と技能に特化した2年間の初期研修，在沖縄米国海軍病院でのインターンを経てニューヨークのセントルークス・ルーズベルト病院の内科研修にこぎつける．内科研修を修了後にセントルイスのワシントン大学感染症フェローシップを開始．感染症の中でもHIVを中心に臨床研究を行なう予定．その後はどのように日本と世界の舞台でグローバルに活躍できるか模索中．

優れた感染症医とは……

国際保健の勉強会への参加

　医学部6年生の初夏.
「感染症を学びにアメリカ臨床留学したい」という情熱がこみ上げたのは,青木眞先生を一目見かけてからのことである.それまで限られてはいるが見てきた医師と比べて根本的に何かが違う.

　父親の仕事の関係で幼少時代をローマで過ごしたため,小学生の頃は英語とイタリア語で育った.しかしその頃のことは遥か遠い記憶にしか過ぎない.英語力などはほとんど失われていた自分にとって,USMLEに挑戦し,英語の環境の中で仕事をする勇気などは正直なかった.医学部入学後は普通にバイトと部活で過ごし試験はギリギリ単位を取れる程度の成績で一夜漬けで構わないという低いメンタリティーのまま過ごした（この頃の教養および基礎医学の成績は渡米してからも響き,後悔している）.

　そのような中,同じサッカー部の部員で医学生の頃から幅広い活動をしてきた志賀隆先生（彼も米国臨床留学を果たし,メイヨークリニック（Mayo Clinic）の救急科レジデントをされた）と一緒に国際保健の勉強会に参加したのは自分を変えるひとつのきっかけとなったと思う.彼が率いる「世界の医療を考える会」に参加し,医学部4年の夏にネパールの医療施設などを見学させていただく機会を得た.

　これは週1回集まり,国際保健,ネパールの状況などを詳細に勉強会で学んだ後に綿密な計画を立てて現地を訪れるというものである.大学病院での実習では高度先進医療にばかり目をとらわれがちであったが,ネパールで目の当たりにした医療を見てからは国際保健と感染症という分野に惹かれていった.さらに自分でも勉強を深め,HIVという分野に興味を持ち始めたのもこの頃だったと思う.

　しかしながら私が医学生だった頃は日本で系統的に感染症を研修できる

場所などは存在しなかった．大学病院の諸先生がたに話を伺ってもまるで相手にされない．HIV/AIDS も日本では基礎研究はされていたが臨床ではあまり注目されていなかった．

米国臨床留学の決意
　そんな中，医学部6年生のクリニカルクラークシップで旭中央病院に3週間お世話になったときのことである．「米国感染症専門医の先生がいらっしゃる」と聞き，研修医向けの講義に出席した．その時にいらしたのが青木眞先生である．それまで出会った医師と根本的に何かが違う．本当の臨床医の視点はさることながら，シンプルに見えて奥が深い感染症という分野の虜になった．感染症を学ぶためには米国臨床留学するしかない，とこの時に米国臨床留学の決意を固めた．
　夏休み明けは各医局のリクルートの時期でもあったため多くの先生がたに相談に乗っていただいたが，米国臨床留学を実現させるためのフレキシビリティーのためには入局することはできないと悟り，一般病院での初期研修という道を選択することにした．また初期研修必修化の噂もこの頃に聞かれたため，時代の流れに乗ったほうがいいだろう，という考えもあった．大きな時代の変革をある程度予想できたというのもよかったのではないだろうか．

初期研修と海軍病院
　優れた感染症医には何が必要であろうか？　それはすぐれたジェネラリストになること，様々な雑学を身につけることだと思ったし，現在でもそのように思う．
　当時，まだ必修化されていない一般病院の初期研修の中でもっとも臨床のトレーニングで惹かれたのは武蔵野赤十字病院である．米国留学とのコネクションや米国人医師による講義などを売りにする研修病院も当時あったが，見学の際に研修医の様子を窺うと臨床そのものに対する熱意よりも米国臨床留学に対する熱意のほうが上回り，臨床研修の内容そっちのけで

USMLEの勉強に集中したりする者が目をついた．その病院の受験の際にも受験者の多くは臨床留学のことしか頭になかったように思う．

　武蔵野赤十字病院の研修医は臨床に対する熱い思いがあふれていて，どうにかすぐれた臨床医になろうと必死に努力する研修医の姿が目に焼きついた．「初期研修の間の2年間はUSMLEや留学のことは忘れて臨床に没頭しよう」──そのように誓い，運よく武蔵野赤十字病院に採用され，多少ハードではあったが思い通りの研修が受けられたのは素晴らしいフィロソフィーをもって指導に当たられている臨床研修部長の日下隼人先生と仲間の研修医のおかげだと思っている．

　もちろん，米国臨床留学の志を忘れたわけではない．2年間の研修後は米国海軍病院に行くことが理想的だ．内科のレジデンシーに繋がる推薦状を米国人医師からもらえるためである．

　運よく在沖縄米国海軍病院に採用され，武蔵野赤十字病院での2年間の研修を修了した後は沖縄で1年間過ごすこととなる．ここではUSMLEの勉強も進めようと思ってはいたが，実際には指導医の信頼を得るために必死に働かざるをえず，思うように勉強ができなかった．しかし翌年，内科のレジデンシーに応募した際にはすばらしい推薦状を書いていただいた．海軍病院の指導医には感謝している．

　海軍病院での1年間が終わり，USMLEが何ひとつ通っていない状態で何をすべきか考え込んでしまったが，東京海上日動メディカルサービス（株）の西元慶治先生にNプログラムのことについて伺いに行った際に，幸運にも1年間を条件に西元先生の下で働かせていただくこととなりUSMLEの勉強に専念することができた．

　この1年間でUSMLEのStep 1，Step 2CK，Step 2CS，Step 3の4つの試験をクリアすることができた．そしてNプログラムの留学プログラムを利用してセントルークス・ルーズベルト病院（St. Luke's-Roosevelt Hospital）の内科プログラムにOut of matchにて採用が決定した．

フェローポジションの獲得に向けて

　内科レジデンシーが始まったと同時に感染症フェローシップへの挑戦が始まった．循環器フェローなどを志望するレジデントは研修が始まる7月中にはリサーチのテーマを決めるために指導医にいろいろ話を聞いてまわる．そして遅くてもインターンの12月頃までには何かしらのリサーチに関わっていないとフェローのポジション獲得は難しいと言われていた．
　フェローシップ獲得に成功しているレジデントを見ると早めに進路を決めて，リサーチに関わり，フェローシップに応募する際の推薦状をもらう相手を選んでいる．感染症科のフェローシップのポジションを獲得するのはそれほど難しくはないとされながらも，トッププログラムでのポジションを獲得するのはやはり難しい．

HIVをテーマに臨床研究を試みる

　セントルークス・ルーズベルト病院の感染症科はHIV診療に非常に力を入れている．付属するHIV患者のためのクリニックは実に素晴らしい．先進的な電子カルテのシステムを取り入れており，臨床研究をするためのデータ抽出など環境は充実していた．残念ながらセントルークス・ルーズベルト病院の感染症科で採用されているフェローは臨床研究に興味を持たず，フェロー修了後はコンサルタントとして開業する者がほとんどなため，フェローとプロジェクトを共有し臨床研究に関わることはできなかった．
　A Practical Approach to Infectious Diseases のHIVの項目の著者であるDr. Jin Suhは内科のアシスタント・プログラムディレクターでもあったために色々と相談に乗ってくれた．臨床研究の経験がない私に対して課題を出していただき，実際に臨床研究とはどのような流れで行なうのかを教えてくれた．これによってHIVの臨床研究と分野に関して実際にどのような流れで行なわれているかというアイディアを持つことができた．また病院ではHIV患者数も多く，入院患者もHIVの患者を集めたチームを構

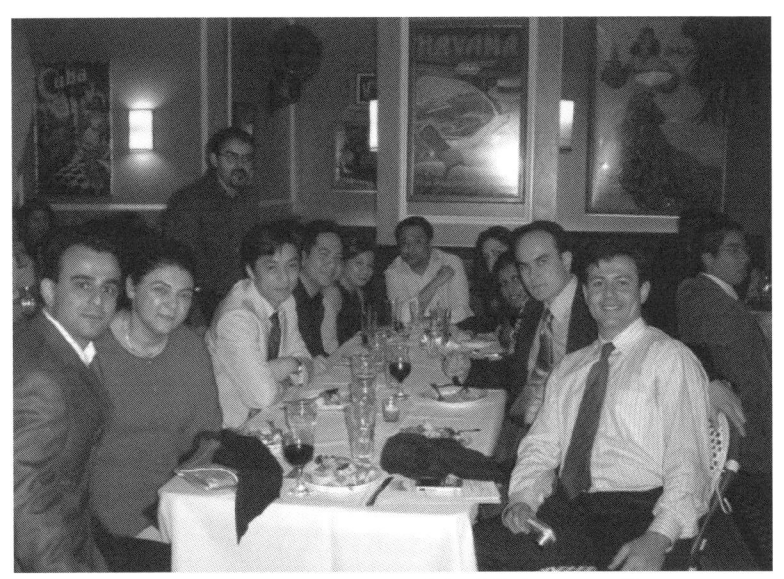

▲セントルークス・ルーズベルト病院内科研修医時代の卒業パーティーの様子

成するほどであったので，これら患者の診療を通じ，HIVではどのようなことがわかっていないのか，重要で解明しなければいけないテーマなどが見えてきた．

　解決されていない重要な臨床上の疑問を自分で考え，そのテーマに関して臨床研究を組んだ．しかし論文の投稿にまでは至らなかった．これは自分のmentorがあまりアクティブな研究を行なっておらずどちらかというと臨床志向であったため，思ったようなサポートが得られなかったこと，そして感染症科全体として研究に対してサポートできず，医療統計などで限界を感じたことが原因だと思う．これが一般市中病院での感染症科の研修のデメリットになることはわかっていた．このようなサポートが受けられるようなアカデミックな環境でフェローをしたいと思うようになった．

推薦状をもらう相手

　セントルークス・ルーズベルト病院で推薦状をもらわなければいけない

相手は明白であった．米国感染症学会の学会誌でもある Clinical Infectious Diseases の Editorial board に名前を並べる Division Chief の Dr. Bruce Polsky そして New York Times などにコラムを持ちニューヨークにおけるエイズ問題を感染症専門医の視点から発信し続けてきた Dr. Abigail Zuger である．彼女はジャーナル・ウォッチの編集委員の1人でもあり，その名前は全国的に知られている．

残念ながら Dr. Zuger は臨床志向であるのと非常に多忙であり，カンファレンスなどでお会いする機会はほとんどなかった．一方，Division Chief の Dr. Polsky は私が感染症科の Grand round でプレゼンテーションを行なう時も必ず顔を出して建設的な意見を述べてくれた．また私のリサーチの途中報告，結果などはすべて彼に報告したため，自分がどれだけ頑張っているかを評価していただけたと思う．

ニューヨーク市内にはいくつかの感染症科があるが，週に1回持ち回りで症例検討会が開かれる．セントルークス・ルーズベルト病院が担当の時はフェローのプレゼンテーションの中に混ぜていただき，私も大勢の感染症指導医を相手にプレゼンテーションを行なうことができた．時期がフェローシップのインタビューの時期であったこともあるが，私のプレゼンテーションの最後に Dr. Polsky は私が感染症科のフェローシップのインタビュー中であることを知らせてくれた．

いくつかの病院のプログラム・ディレクターが私に興味を持ってくれて直接話に来てくれた．こうした Dr. Polsky の心遣いには非常に感謝している．また Dr. Polsly には彼の秘書も「ここ数年では一番いいと思うくらいの推薦状」と感心するほどのレターを書いていただけたようだ（内容は自分では確認できない）．

推薦状は最低3通，プログラムによっては4通必要である．そのうちの1通は内科レジデンシーのプログラム・ディレクター．プログラム・ディレクターとはほとんど会話したことがなかったが，彼はコンピューターにて相互評価（指導医―レジデント，またレジデント―レジデント，インターン―レジデント）の結果と評価された際のコメントを参考に推薦状を

作成していた．

　幸運なことに彼が私のレターを書いている時には私の学年での評価ランクが45人中3位にランクされていたため，いい内容のレターを書いていただけたと思う．これは実際，各プログラムのインタビューに行った際にレターの内容をかなりほめられたことからわかる．

　もう1人はリサーチを一緒に行なったDr. Suhにいただき，4通目のレターは感染症専門医ではないものの，一般内科医としてHIVの患者のケアに長年従事し，セントルークス病院のHIVクリニックのディレクターをしていたDr. Mackにいただいた．彼女は私がHIVの入院チームの配属になった際にいつも一緒に働く仲であり，高く評価していただいていたようなので，レターを書いていただくのは快諾していただいた．

　このように，1）Division Chief，2）Program Director，3）Research Mentor，4）臨床面を評価するレターを揃える，という目標は達成することができた．

インタビューの厳しさ

　アカデミックなプログラムに行きたかったために，自分の興味のあるリサーチなども照らし合わせて合計で45近くのプログラムに応募したと思う．残念ながら，実際にインタビューに呼ばれたのは16のプログラムである．

　感染症科はリサーチが重視される．アカデミックなプログラムはフェローのための研究費をNIHによるTraining Grantに依存している所がほとんどである．また自分のフェローを将来，若手の研究者として迎え入れたい場合，やはり若手研究者のためのグラントであるK Awardを取得できるように力を入れる．残念ながらこれらの研究費は米国市民もしくはグリーンカード保持者でなければ応募資格すらない．

　J-1ビザもしくはH-1Bビザを持つフェローの研究をサポートするためには資金が豊富な研究者のもとで働かせる，感染症科に潤沢な資金があるなど条件がそろう必要がある．こうしたプログラムは限られていると言え

るだろう．そのため，非常に厳しいインタビューとなった．

　大学病院ながら臨床重視というプログラムには限られた数しか応募していなかった．しかしながらこれらのプログラムからは確実にインタビューをいただいたので安心はできた．また資金が潤沢にあり，臨床研究の戦力になりそうな優秀なフェローを求めていた2つの大学病院からはOut of matchのオファーもいただいた．結局，マッチングの結果で第一希望のワシントン大学のフェローシップに行くことが決まった．

いざ，セントルイスへ！

多彩な患者をもとにしたトレーニング

　感染症のフェローシップの中身に関してはどこも同じようなものだと思う．基本的には入院患者のコンサルト，外来，研究．微生物検査室でのローテーションも1年目では必須である．この忙しいスケジュールの間にレクチャーが入る．

　ワシントン大学（Washington University）でのフェローシップを選んだ理由の1つは，コンサルトで非常にバラエティに富んだケースを見られるからだ．セントルイスは中規模の街ながらそれほど田舎くさくもなく患者層は多彩である．そして全米ベスト・ホスピタルのトップ10に入るバーンズ・ジューイッシュ病院（Barnes-Jewish Hospital）はアクティブな癌センター，移植センターがあり，まんべんなく色々な症例を見ることのできる環境にある．入院したHIVの患者については，HIV入院チームがないため，だいたい感染症科がコンサルタントとしてフォローしている．

　一般感染症，癌・移植患者の免疫不全の感染症など様々な感染症のコンサルトに触れることができ，臨床のトレーニングは非常に充実している．そのうえ感染症専門臨床薬剤師のトレーニング・プログラム，微生物検査室にはPhDのためのフェローシップがある．このような人たちも参加するために大きなチームで回診することになる．

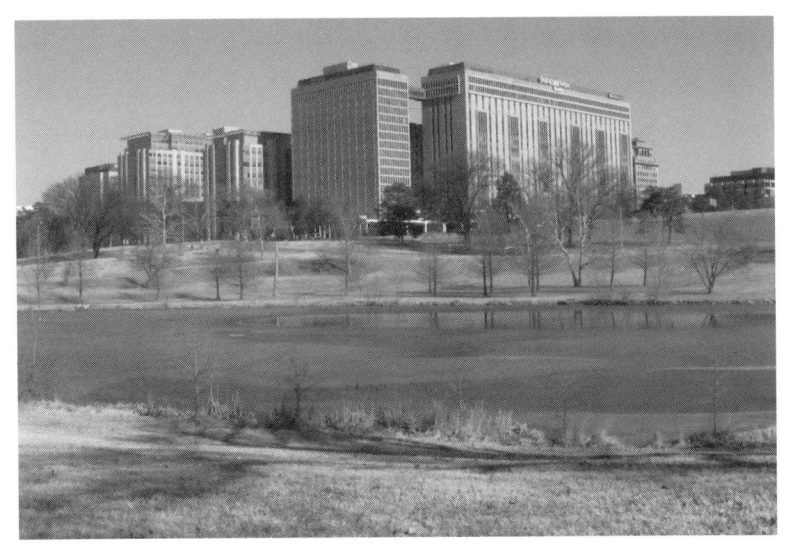

▲現在の勤務先，バーンズ・ジューイッシュ病院

　17時以降は治療方針が決まり，その内容を主治医のチームに伝えてコンサルタントが終了した患者のサマリーをディクテーションすること，火曜日のGrand roundのプレゼンテーションの準備，ジャーナル・クラブの準備，そしてリサーチを開始している場合にはその仕事をこなす時間にあてる．だいたい，19:00〜20:00pmまでには帰るようにしている．

　図に示したような1日の流れの合間をぬって，新しいコンサルトを平均5件程度，多い日では1日10件こなさなければならない．もちろん医学生や内科のレジデントによる助けがあることが多いが，時期的に医学生や研修医が感染症コンサルテーションのローテーションに回ってこない時には基本的に自分ひとりですべてのコンサルトをこなすため，効率的に情報収集をすることが求められる．

　1年間の途中でVeterans Affair（VA）Hospitalいわゆる在郷軍人病院での感染症コンサルトのローテーション，Elective（選択科目で何をしてもよい）などがあり，忙しさによるバーンアウトをしないような工夫がなされている．VA Hospitalでのコンサルテーションは1日に2〜3件，多

図　コンサルトをしているときの1日また1週間の流れ

	MON	TUE	WED	THU	FRI
6:00 AM	フォローしている患者の情報をまとめ，診察（プレ・ラウンド）				
8:00 AM		Grand round（大人感染症の症例提示2例，小児感染症1例）	Core curriculum（感染症の講義が毎週）		8:30～9:00まで微生物検査室にて微生物検査科のフェローによる症例提示が毎週ある
9:00 AM	指導医回診：フォローしている患者に対する治療指針を決定するための回診（感染症フェロー，臨床薬剤師、医学生，内科研修医，臨床微生物検査科のフェロー，病理レジデントなど参加）				
11:45 AM		隔週でHIVのレクチャー		ジャーナル・クラブ，リサーチのプレゼンテーション，フェローのためのミーティングなど	
1:00 PM			感染症外来を16時まで	自分のHIVリサーチのミーティング	
2:00 PM	午後の指導医回診：新しい患者（コンサルト）を中心に回診				
5:00 PM	1日のコンサルトが終了（17時以降はコンサルトに対してフォローしなくなった患者のサマリーをディクテーション，火曜日のGrand roundのプレゼンテーションの準備，ジャーナル・クラブの準備，そしてリサーチを開始している場合にはその仕事をこなす時間にあてる）				
7:00～8:00 PM	帰宅				

くても5件程度．またセントルイス大学（Saint Louis University）の内科研修医がローテーションに回って助けてくれることも多く，比較的楽な時間を過ごせるようになっている．

　Electiveの期間は基本的に何をしてもよいことになっている．多くの場合はフェロー2～3年目に繋がるようにリサーチを開始する．これが臨床重視の感染症フェローシップとの大きな違いだろう．希望によっては小児

感染症のローテーション，微生物検査室，Infection control のローテーションを組めるようである．

臨床研究から基礎研究までを視野に

2〜3年目は非常にフレキシブルなスケジュールである．基本的には研究を重視．ワシントン大学では臨床研究に行くフェローと基礎研究へ行くフェローに分かれる．面白いと思うのは PhD を有さないフェローでも果敢に基礎研究の分野に進むことである．実際に指導医の中には MD の肩書のみで基礎研究を成功させている者もいるようだ．

この間の義務は週に1回の外来とカンファレンスへの出席のみである．キャリア・プランには非常に親身になって相談に乗ってくれる．また研究で成果をあげられるように研究者向けの様々なレクチャーが用意されており，出席が求められる．

HIV 診療に携わる医師の責務

「米国における」というのは語弊があるかもしれない．HIV を診療するクリニックには Ryan White CARE（Comprehensive AIDS Resources Emergency）Act からの資金を受けているかどうか，その他の助成金があるかどうかによっても内容や充実度が異なってくる．また州によっても HIV を取り扱う法律が異なり，同じ疾患を扱うのにサポートする体制がこうも違うものかと驚かされることもしばしばある．

私は内科のレジデンシーにて無保険者で貧困層を主に扱うセントルークス・ルーズベルト病院センター（St. Luke's-Roosevelt Hospital Center, 以下，SLRHC）の HIV クリニックであるモーニングサイド・クリニック（Morningside Clinic）とサミュエルズ・クリニック（Samuels Clinic）で働くことができた．また保険のある患者の HIV 診療を行なう Private practice の指導医の下で勉強させていただく機会も得た．感染症のフェローとしては ACTU（AIDS Clinical Trial Unit）の1つであるワシントン

> 【留学先の情報】
>
> Nigar Kirmani, MD
> Program Director
> Division of Infectious Diseases
> Department of Medicine
> Washington University School of Medicine
> 660 S. Euclid Ave., Campus Box 8051
> Saint Louis, MO 63110-1093
> Tel: +1-314- 454-8354
> Fax: +1-314- 454-5392
> URL ● http://www.id.wustl.edu/

大学の感染症科クリニックで HIV の診療をしている．

　これらの経験をもとにひとつ言えるのは，社会的に不利な立場に立たされている患者に対するサポートをなるべく充実させようという目標が明確なことである．SLRHC のクリニックは医療・福祉のみならず社会支援に積極的であり，総合的なケアをしていたことが印象的であった．無論，このような資金が提供されているからであろう．ワシントン大学のクリニックにはそこまでの資金力はないものの Ryan White CARE からのサポートを受けているだけのことはあり，その充実度をこれから拡大していこうという流れを感じる．

　また SLRHC やワシントン大学のクリニックでは数々の臨床試験が行なわれており，多剤耐性ウィルスに対する最新の治療などを提供できているのは非常に印象的である．その中でわれわれ HIV の診療を行なう医師の責務は，その結果からどのような結論を導き出せるかを研究し，レポートすることにあると思う．

グローバルに生きる道

　本稿を執筆中の現在は感染症のフェロー1年目を終えるところである．幸運にもワシントン大学の感染症フェローは3年間の期間が与えられており，残りの2年間はリサーチに使用できる．私はHIVに興味があるため，HIVに関する臨床研究（Clinical research）を2年間するつもりである．臨床研究を通じて，医療統計学や一流誌に掲載させるためのテクニックなどを学びたいと思っている．

　残念ながら米国市民権もグリーンカードもないため，フェローを修了したあとに研究者としてのグラント（研究費）をもらうことが難しい．また今の気持ちとしては米国に残るよりも日本に帰国して日本の医療に対して何かを還元したいという気持ちであるので，とりあえずは帰国することを考えてはいる．

　医師であると同時に研究者でもありたい．また日本という枠組みにとらわれずに世界を相手に絶えず挑戦していきたい．自分の中のアカデミックに生きる志を忘れることなく，グローバルに自分の生きる道を模索していきたいと考えている．

chapter 2

少しずつ変わる米国臨床留学の意義

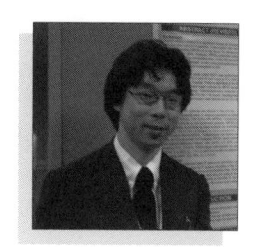

ワシントン大学
感染症科
本田　仁

July 2004-June 2007
Resident
University of Hawaii Internal Medicine

July 2007-Present
Clinical Fellow
Division of Infectious Diseases
Department of Medicine
Washington University School of Medicine

❖ 要旨 ❖

　今までのパスポートシリーズでも触れられてきましたが，米国で研修するための準備の困難さ，英語，レジデント生活，文化の違いへの適応，そしてフェローシップというこの一連の過程は，多くの日本人が米国のどのプログラムに応募しても経験するものといえるでしょう．私もこの過程を例外なく経験しました．米国での臨床研修はいったん始まると後は次々に障害を越えていくハードル競走のようです．ここではこれからの感染症研修に求めるべき姿を私の体験をもとに考えてみたいと思います．

将来を左右するもの，それは運と出会い

　感染症フェローシップ応募で研修先が決まるのを左右するものはいくつかありますが，その中で最も大事なのはおそらく運と出会いではないでしょうか．この自分の実力と直接関係ないであろう出会いや運が自分の進路を大きく左右していくことへの驚きの連続でした．

　感染症フェローシップに関して言えば，近年米国医学部卒業生（AMG；American Medical Graduates）の専門医志向もあり，競争率が全体的に上がっている印象を受けますが，それでも米国ですでにレジデンシープログラムに入って研修されている日本人の先生がたが感染症フェローシップに進むことは途方もなく難しいことではありません．むしろ自分の満足するフェローシッププログラムに入ること，個々の感染症フェローシップでの目標の達成がより重要でないかと思います．

私の感染症フェローシップ応募

　私は学生時代より，漠然と感染症医になることを目標としていました．それは高校時代の親友が私にインドでの放浪を勧めたことに起因しています．その後，感染症医になりたいという希望がやがて自分の進むべき道を示していったのです．学生時代に運よく日本人で一番目（喜舎場朝和先生），二番目（青木眞先生）に米国感染症科専門医を取得された先生がたにお会いし，その魅力に触れた自分にとって彼らがどのような研修をしてきたのかを見たい，できれば同じ経験したいと思うのは至極自然の流れでした．すでにかなりの運をレジデンシー応募までに消費していた私にとってはフェローシップの応募はまさに分岐点といっても過言ではなかったことでしょう．

　感染症科フェローシップは米国のフェローシップにおいては循環器科や消化器科フェローシップに比べると競争率はそれほど高くないフェローシップです．外国の医学部卒業生（IMG；International Medical Graduates）の応募者も多く，時に有名プログラムでさえもマッチングでポジションが埋まらないことがあり，マッチング後のスクランブルでフェローを確保するところも見られます．

　でもそれは感染症科のプログラムの質や魅力が問われているというより，AMGが将来より収入の高い専門科のフェローシップにいきたいという経済的な側面を反映していることも大きな要因と思われます．

　感染症科プログラム側は何が何でもポジションを埋めたいというより，どうやって質の良い応募者を見分け，自分のプログラムにマッチさせるかが彼らの希望であるのです．施設によってはAMG，米国人でないというだけで入ることが極端に難しいプログラムがある程度存在するのは事実です．それはリサーチを行なう上で生じるグラントの応募などに影響するためです．

　私は感染症フェローシップ中に臨床も研究も十分行ないたいという希望がありましたので，希望に沿ったプログラムを探すことに時間を割いた上で，規模の大きいリサーチも活発なプログラムを中心に応募しました．

　実際はクリニカルトレーニング中心のプログラムとリサーチに強いプログラムの両方から面接の機会を得ました．私のリサーチへの希望などを述べると実現が難しいと正直に教えてくれるプログラムもありました．私の面接旅行は1カ月におよび，面接旅行中にも呼んでいただいたプログラムもありましたが，インタビューツアーの計画をかなり過密に組んでいた都合上，興味のあるすべてのプログラムに面接に行けなかったことは非常に残念なことでした．

　面接のオファーもいろいろなプログラムから来るうちに，初めはマッチさえすればよいと感じていた自分は，より名の通った大きなプログラムに行きたいと欲をかくようになり，大きな錯覚を起こしはじめました．面接も後半にさしかかると面接官から同じような質問をされることに自分の新鮮さをアピールすることが難しくなり，面接旅行を終えたときは，正直なところ不完全燃焼のような後味の悪いものとなってしまいました．

　この不完全燃焼は面接旅行終了からマッチングデーまで数カ月間の不安

を大きく増大させることとなったのです．自分が行きたいプログラムにはさらに手紙を送り，自分のできるかぎりの興味を示すも待つことしかできない日々，面接中に欲をかき錯覚を起こしていた自分から現実の自分に引き戻され，不完全燃焼の面接を取り戻したいと思う日々が数カ月続いたのです．

　マッチング当日，海のない州に行くことにぶつぶつ不満をこぼす，東海岸を希望していた妻を横目に，私は規模の大きなプログラムにマッチした驚きと，この不安な数カ月から解放されたことへの安堵をただ噛み締めるのでした．私はここでまた残り少ない運を大量に消費してマッチングしたのです．

憧れの臨床感染症研修

インターン以来の下っ端生活

　ワシントン大学（Washington University）が有するバーンズ・ジューイッシュ病院（Barnes-Jewish Hospital）は1252床を有し，*US News & Report*で常に上位10位以内に入る全米でも有数の大病院です．私のプログラムの特徴はクリニカルリサーチが充実している点ですが，クリニカルリサーチの土台となる臨床のトレーニングにもまた重きを置いたバランスの取れたプログラムでした．これは，豊富な臨床経験とリサーチ研修を積みたいと感じていた私には理想に近い研修システムだったのです．

　夢にまで見た感染症フェロー生活でしたが，待ち受けていた現実は予想通りというか，なんというかインターン以来の下っ端からの生活です．医師の仕事は全体をみればサイエンスの部分が大きいですが，この下っ端からの臨床感染症フェロー生活はむしろ職人芸の後継者への伝達のような印象です．

　仕事が遅れることを極端に嫌う私は，朝こそ効率の良い時間帯と考え，インターン以来の毎朝6時から病院に行く生活を再開しました．約1300

床の病院を支える毎日果てしなく続くコンサルト，外来業務，Grand rounds でのプレゼンテーション．インターン時代と変わらない忙しさに忙殺されていく毎日でしたが，むしろ充実感を感じることのほうが多い1年でした．

　一緒にコンサルトチームを組むワシントン大学の医学生，レジデントは全米でも選りすぐりの人材が集まり，私の学生，レジデント時代と比べ物にならないほど頭がよく，私が彼らより上回っていたのは年齢，日本語と少々の感染症と一般内科の知識だけだったことでしょう．指導医もフェローにいちいち教えるというより，フェローに責任と自覚を促し，より師弟関係の濃い研修といった感じです．

憧れの Old school の面々

　1960年代から1970年代初頭にかけてトレーニングをした感染症医，いわゆる Old school から学ぶことに強い憧れを抱いていた私にはまたもや，思いがけない運がめぐってきました．臨床研修中に2カ月間もその Old school たちと働くようにカリキュラムが組まれていたのです．彼らのうち1人は米国感染症界で最も大きな学会である Infectious Disease Society of America（IDSA）において2008年メンターアワードを受賞された Dr. Gerald Medoff です．彼は私のフェローシップ応募の際の面接官の1人であり，おそらく彼との面接がなければ，今のこのポジションはなかったことでしょう．彼らの感染症に対する思考や医師としての姿勢は米国で学んだことの宝のひとつです．

　一方で，この資本主義社会にどっぷり浸かった米国でしかありえない感染症診療に疑問を抱きながら研修する時間があったこともまた事実であり，米国で行なわれている感染症診療の実際と自分の理想と感じてきた感染症診療の間にある差異を受容することもまた私には必要なことでした．

同僚に恵まれたフェロー研修

　私のプログラムは1学年のフェローが5人の比較的規模の大きなプログ

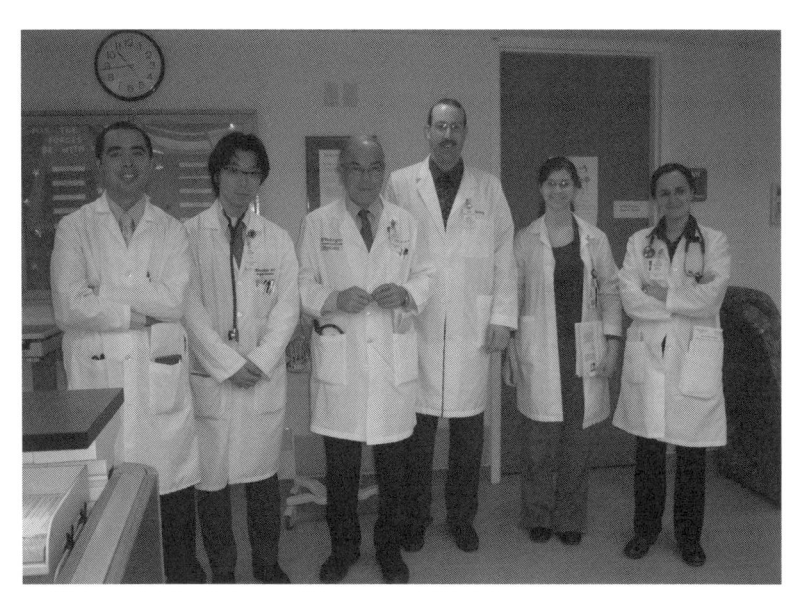

▲感染症コンサルタントチーム，憧れの Dr. Medoff とともに．

ラムですが，更なる幸運は同僚に恵まれたことでした．彼らはさまざまなバックグラウンドを持ち，それぞれ感染症医としてのゴールが別々だったこともあり，ライバルというよりむしろ一緒の道を目指す仲間という思いを強く感じることのできる同僚たちでした．

　フェロー研修中であっても，感染症に関するすべての分野のアップデートを行なうことは結構困難であるため，私たちはそれぞれの得意分野の情報を共有して知識のアップデートを定期的に行なっています．同僚とともに食事に行ったり，休日に出かけたり，時間を分かちあえたことは，おそらく私の人生の宝となることでしょう．

リサーチの開始―実行力・行動力・創造力―

　1年目のカリキュラムには通常リサーチ期間が数カ月含まれています．このリサーチ期間には自分の将来のメンターを探すか，もしくはすでに着手しているプロジェクトがあれば，そのために時間を割くことができます．

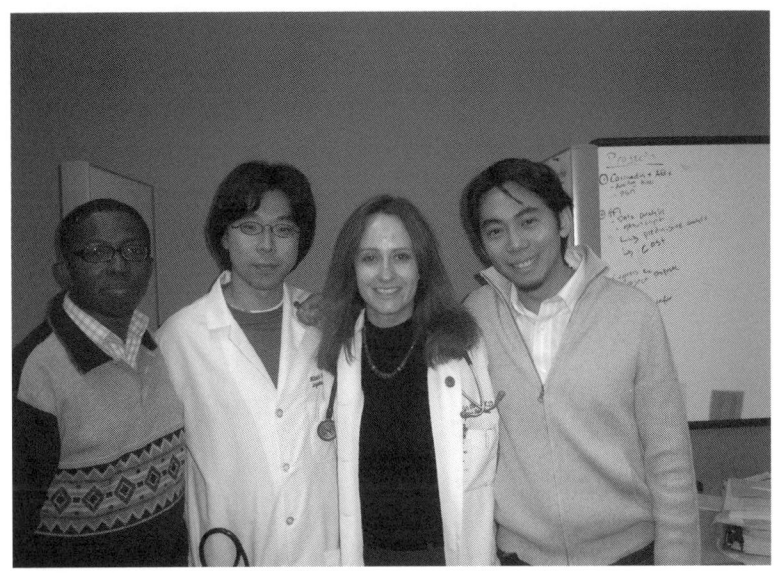

▲同期の感染症科フェローとともに

　臨床研修はより与えられた仕事をこなしていく側面が強いですが，リサーチになるとより能動的な行動が求められます．つまり，実行力，計画力，そして創造力が問われてくるのです．
　プログラムはフェローに対してアドバイスはしますが，手取り足取り準備をしてくれるわけではありません．私はレジデンシー中もリサーチを行なうのを希望していたのですが，思うようにできなかった苦い経験がありました．これはおそらく自分のレジデンシープログラムで感染症に関連したリサーチをやる機会にあまり恵まれなかったことと，自分の努力不足が起因していたと思います．
　私は，早速 Division Chief である Dr. Victoria Fraser に相談しました．彼女はリーダーシップの強い女性で，米国でも有名な感染症医です．彼女の口癖である『準備に決して早すぎる準備はない』は私のやる気をより大きなものにしてくれたのです．彼女は私の逸る気持ちを理解し，彼女からはいつも適切なアドバイスをしていただきました．

その後，Division にいる何人かの指導医と面接を重ね，現在一緒に研究に従事することになったリサーチメンターの Dr. David Warren とともに Healthcare epidemiology（主に院内で発症する感染症の臨床疫学分野），中でも特に黄色ブドウ球菌に関するクリニカルリサーチに従事，研究を継続していく予定です．

これから感染症医を目指す方々へ

　上記のとおり，私の軌跡は主に運と出会いによって支えられたものです．運や出会いは間違いなく大きな変化を将来もたらします．また日々の努力がこの運と出会いをより良いものにしてくれるはずです．これからの感染症フェローシップ，研修をより充実したものにするために何をすべきかを考える必要があります．

1．明確なゴールを立てる

　日本でも米国ですでにトレーニングされた先生がたが徐々に帰国され，感染症科のトレーニングプログラムが日本の臨床にも根付きはじめ，新たな流れが生まれていることはご存知のとおりと思います．日本の感染症医療はまさに過渡期を迎えていると思います．今後，米国で研修した先生がたと日本で研修された先生がたの融合により，さらにすぐれた日本に合った研修プログラムが日本に生まれてくるのは時間の問題です．

　このような環境の中で，必ずしも海外，特に米国に行くことがすぐれた感染症医になることの必須条件ではなくなってきているのかもしれません．まずは日本それとも海外で感染症研修したいのか見極める必要があります．

　感染症医を目指すに当たっての米国臨床留学はレジデントから始めれば最低でも5年は要します．さらに試験の準備なども合わせればさらに数年かかり実際，長丁場です．自分のゴール，目的を明確にすることは次々来るハードルをうまく越えるための最重要事項です．米国ではさらにその明確なゴールは感染症科フェローシップ面接の際にも大きなテーマとなって

きます．明確なゴールが自分の行くべきプログラムを自然に教えてくれるのもまた事実なのです．

2．情報を得る

　私が米国のレジデンシーに応募した2003年から比較しても，情報源の多様化，情報収集の高速化により，情報であふれかえっています．有益な情報をできるかぎり集めることは成功への必須の条件です．プログラムの基本的な情報はもちろんのこと，自分のゴールとそれにマッチした研修先を探すことが必要になります．

　米国で研修する場合，感染症研修は主にClinician track（臨床中心で計2年），Clinical investigator track（2年の研修後にさらに1－2年のクリニカルリサーチを含む），Basic investigator track（2年の研修後に1－2年のベーシックサイエンスリサーチを含む）に大別されています．さらにリサーチではプログラムがどの分野に力を入れているのか，それはまた自分にあっているのか整理しておく必要があるでしょう．

　失敗例を挙げると，私が感染症科にアプライした当時，東海岸のあるプログラムを第一希望に挙げていましたが，マッチしませんでした．その後，そのプログラムにはHIVのリサーチ希望の志願者が採用されたようです．自分のゴールと相手プログラムが求めている人材に開きがあったのです．最終的にそれは，私のそのプログラムに対する検索が十分でなかったことが起因しているのです．

　具体的な情報の入手先はやはり主にwebsiteになることが多いでしょう．IDSAには各プログラムの特徴[*]，トレーニングのトラックの種類[**]，フェローの数，1年間の症例数，米国人であることが採用の条件に含まれるかなど詳細な情報が入手できます．ここでの情報はプログラムのおおよその概要をつかむのに役立つでしょう．

　指導医の数および彼らのリサーチの分野などの情報も入手可能であります．その指導医が本当に活動的にリサーチを行なっているかどうかに関し

てはPubmedより，彼らの最近のpublicationを見ることで把握できるでしょう．特に臨床研究において自分の興味のある分野においてIDSAのガイドラインや，著名な感染症学，内科学の教科書の著者を調べてみると著者とその所属するプログラムがわかります．指導医の数は通常プログラムの規模と関連しているでしょう．

　個々の感染症フェローシップがホームページを有していることも多いので，インターネット検索エンジンを用いて調べることも必要です．レジデンシー中の選択実習期間などを利用して，自分の興味のあるプログラムを見学に行くことはそのプログラムを知る上で最も役に立つでしょう．やはり百聞は一見にしかずです．

　見学に行く意義は自分を売り込む目的もありますが，むしろプログラム側はむしろ人間的に成熟した，試験の点数だけではないまともな人材の採用を考慮しての評価というのが個人的な印象です．それは感染症フェローシッププログラムにおいてフェローの数は少ないところでは1学年1人，大きいところでも4－5人くらいの規模がほとんどであり，20－50人いるレジデンシーとは異なり，1人が仮に感染症フェローシップを継続できなくなった際，コンサルテーションサービスを運営する上で大きな打撃となるためです．当たり前のことですが，人間性，勤勉性，現フェローとの交友といった試験の点数では量れない部分への評価に重点を置いていることも大事な点であります．

　また先人がどのような経緯で感染症フェローシップにマッチされたのかを聞くのもとても参考になります．先輩がたの面接に行かれた場所の印象も聞くとよいでしょう．私はフェローシップに応募していた当時，6人の現役の日本人感染症フェローの先生がたに連絡を取らせていただき，現在の米国感染症科プログラムの状況をうかがうことができました．

　＊各プログラムに関して：http://www.idsociety.org/Content.aspx?id=6146
　　Pubmed　http://www.ncbi.nlm.nih.gov/pubmed/
　＊＊トレーニングトラックに関して：http://www.idsociety.org/Content.aspx?id=6144

3．優先順位を考える

　フェローシップ応募の際，優先順位を考慮する必要があります．フェローシップの規模，質，場所（大都市，東海岸，西海岸など特定の地域），家族の環境などさまざまな因子が影響することでしょう．
　これはあくまで私の印象ですが，東海岸，西海岸のリサーチに重点を置くプログラムは永住権もしくは米国市民権を持たない IMG がマッチするのがとりわけ困難な印象を受けます．中西部，南部のリサーチに重点を置くプログラムは東，西海岸に比べるとその場所のため，AMG 間では人気は劣るかもしれませんが，それでも IMG がマッチするのは困難です．また，クリニカルトレーニングに重点を置いたプログラムにしても，全体的に東海岸，西海岸のプログラムは場所柄のせいか人気が高いかもしれません．
　ここで繰り返しておきたいのは自分に合ったプログラムに入ることが重要なのです．人気のあるプログラムの質が必ずしも高いとはかぎりません．自分の目標が臨床中心の研修なのに，リサーチ中心のプログラムに入ることは本意ではないでしょうし，逆もまたしかりです．さらに規模の大きなプログラムが必ずしも良いとはかぎりません．小さなプログラムでもフェローへのサポートが充実しているプログラムであれば，それは良質のプログラムといえるのです．

4．業績を残す

　フェローといえども給料をもらっている身です．最低でも給料に見合った働きをするのはビジネスとして当然のことです．さらに自分のフェロー中の業績をできれば形に残すよう努力することをお勧めします．それは学会発表，論文，日本の諸雑誌への投稿という形でも何でも良いと思います．フェローが自発的に小さな論文を書き，学会発表できる環境があることはある意味，そのプログラムの健康度も示していることでしょう．
　業績は個人の activity を客観的に判断する材料にもなりますが，私はよ

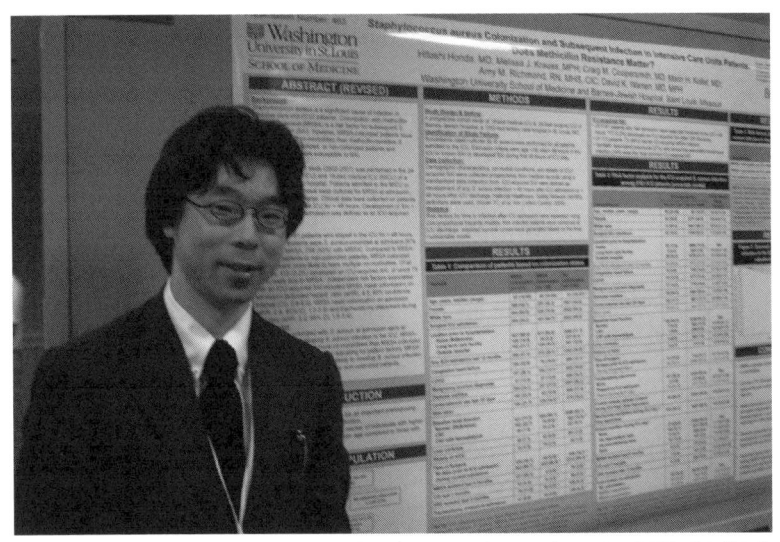

▲ Society for Healthcare Epidemiology of America (SHEA) annual meeting 2009 でのポスター発表

り，業績を残す過程から学ぶことの重要性を強調したいです．例えば何かひとつの業績を残す際，それを書き上げるためには多くの論文の読破，読み手に重点をおいた英語や writing の手法を習得，統計学的手法の習得，自分の執筆物がアクセプトされるまでの一連の過程などさまざまなことを学ぶ機会があります．

　私は1年目のフェロー中にそういったことに時間を割くことは難しいであろうと予想していたので，レジデンシーの後半に経験した症例と微生物学的検査をまとめた論文をフェロー1年目に出せるよう計画を立てました．それは同時に自分の activity をプログラムに示す良い機会になりました．

5．臨床+αの思考

　全体的に見たらまだ少数ですが，米国で感染症科フェローシップを修了し，日本に帰国された先輩がたを中心に，長年忘れ去られていた日本の感染症診療を変えていく流れが近年より活発になっています．もちろん理想的な感染症診療が全国に至るまでにはまだ時間がかかるでしょうし，日本

【留学先の情報】

Nigar Kirmani MD
Program Director
Division of Infectious Diseases
Department of Medicine
Washington University School of Medicine
660 S. Euclid Avenue, Campus Box 8051
Tel: +1-314-454-8354
Fax: +1-314-454-5392
e-mail ● address: nkirmani@dom.wustl.edu
URL ● http://id.im.wustl.edu

で圧倒的に不足しているのは臨床感染症医の存在です．

　ただ今後，米国感染症フェローシップとその後の日本への帰国を想定している先生がたには，臨床感染症医のための研修に加え，自分の特筆するべき分野を「感染症科」の中に見出して帰国されることをお勧めいたします．それは更なる専門性の深い感染症臨床（例；HIV），感染症分野に関する研究など，できれば日本ではまだ一般的でない分野が将来より大きな意味を持つでしょう．

　私は現在，所属する施設において，Healthcare epidemiology を中心に研鑽しております．この分野は日本ではまだ発展途上の分野です．私は2年の感染症研修修了後も数年この分野について研鑽したいと考えております．そして今後5年以内の目標は独立した感染症医と Healthcare epidemiologist になることです．

今日の感染症科における米国臨床留学の意義

　日本でも感染症科トレーニングプログラムが全国各地に少しずつ展開し，インターネットが普及し，数十年前と比べると感染症科における米国臨床

留学の意義は少しずつ変わってきていることでしょう．ただどの国にいても感染症医療を良くしようという根底にある流れは変わらないのではないでしょうか．

　私は現在でも米国の研修ならではの経験，優れた感染症医との出会い，自分自身へのチャレンジなど米国臨床留学にはいまだに大きな価値が潜んでいると信じています．私自身は米国での研修に強い充実感を感じてこまできました．私の経験が少しでも今後感染症医を目指す先生がたのお役に立てれば幸いです．最後に私の米国臨床留学を支えてくださった先生がた，両親，そして妻と娘に心より感謝を申し上げます．

論文
1）Honda H, Bankowski MJ et al. Thoracic Vertebral Actinomycosis: Actinomyces israelii and Fusobacterium nucleatum. *Journal of Clinical Microbiology* 2008; 46(6) 2009-2014.
2）Honda H and McDonald JR. Current Recommendations in the Management of Osteomyelitis of the Hand and Wrist. *The Journal of Hand Surgery* 2009; Jul-Aug; 34(6): 1135-6.
3）Honda H and Warren DK. Central Nervous System Infection: Meningitis and Brain abscess Infect Dis Clin North Am. 2009 Sep; 23(3): 609-23.
4）Honda H and Dubberke ER. Clostridium difficile infection. A Re-emerging Threat. *Missouri Medicine Missouri Medicine* 2009; 106 (4): 287-291.

プレゼンテーション
1）Honda H, Kraus MJ, Coopersmith CM, et al. Staphylococcus aureus. Colonization and Subsequent Infection in Intensive Care Units Patients: Does Methicillin Resistance Matter? Poster Presentation at the Society for Healthcare Epidemiology of America (SHEA) Annual Meeting 2009. (Received SHEA Travel Award)
2）Honda H Kraus MJ, Warren DK et al. Mortality associated with Staphylococcus aureus bacteremia: The Value of Infectious Diseases Consultation. Poster Presentation at the Infectious Diseases Society of America (IDSA) Annual Meeting 2009 (Received IDSA Travel Award)

chapter 3

集中治療医が挑む臨床感染症学

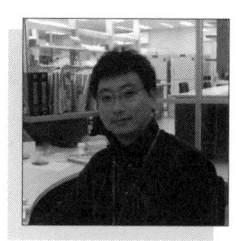

クィーンズランド大学
臨床研究センター

林　淑朗

October 2008-Present
Post-doctoral Research Fellow
University of Queensland Centre for
Clinical Research

❖要旨❖

　私は麻酔科医として医師のキャリアをスタートさせたが，集中治療の経験を通して，今日我々が直面している感染症の問題の深刻さに気付いた．そしてこの問題を何とかしたいという思いは，ついには医師10年目の私に海外へ飛び立つ決断をさせた．何の業績もなかったにもかかわらず，幸運にも恵まれ David L. Paterson 教授に拾ってもらった私は，オーストラリアの理想的な環境下で，新たなキャリアをスタートさせたところである．

本書に過去に執筆された先生がたの多くが，医学生の頃から，または研修医の頃から特に米国での臨床留学を目標として計画的に準備を進めていたのに対して，私の経歴はそれとは程遠いものである．正直言って，私の経験が，本書を手にする志高い読者の参考になるかどうかははなはだ疑問である．
　私は自宅近くの地方国立大学医学部を卒業し，そのまま母校の麻酔科に入局し，麻酔科医として，そしてその後集中治療医として働いていた．留学を目指していたわけでもないし，関心もなかった．しかし医師になって10年近くが経過しようとしていた頃に，自分の抱えてきた疑問をさらに追及したいという衝動に駆られ，その実現のために，大学を辞職してオーストラリアに渡ることになった．

なぜ麻酔科医なのに感染症なのか？

感染症で亡くなる多くの患者

　手術室で働く麻酔科医が感染症と接点を持つことはほとんどない．下部消化管穿孔や感染性心内膜炎など，感染源コントロール目的の緊急手術の麻酔管理をたまに経験するのと，麻酔導入後に外科医から抗菌薬の予防投与を頼まれる程度である．しかし，一方で，麻酔科医は集中治療も行なう．私も，医師になって最初の3年間で，ICU研修をする機会が何度かあったが，「なんて多くの患者が感染症で亡くなって行くのだろうか」という印象が強く残った．しかもその多くがICU入室後に獲得した感染症であった．
　最強と言われる抗生物質を何日も投与しているにもかかわらず，なぜか患者は良くならない．体温，白血球，CRPの動向が連日報告されるが，だからと言って明確な判断基準があるわけでもなく，あるとき"鶴の一声"で抗生物質が変更されたり中止されたりしていたのを覚えている．経験の浅かった私にも，集中治療と言いながらも何か重大な要素が欠けているような気がしてならなかった．

そんな漠然とした疑問は解決されないまま，医師5年目に，中堅の医師としてまた大学病院のICUに勤務することになった．今度は，研修医に教えなければいけない立場であった．ICUの患者は相変わらず感染症で苦しんでいたし，多剤耐性菌もあちらこちらで分離されていた．感染症に関するディスカッションも研修医の時に感じた印象以上に物足りなさを感じた．

　治療に対してある程度責任も負わなければならない立場でもあったので，この状況はなんとか変えたいと思っていた．しかし，とりあえずまずは自分が勉強しなければならなかった．そして何か良い教科書を買おうと思って生協の書籍コーナーへ行った．そこで，山積みにされていた『レジデントのための感染症診療マニュアル』（青木眞著，医学書院）という本を何となく手にした．特に理由もなく手にした書物であったが，パラパラとめくっていくうちに「自分が知りたかったことはこれだ」と感じた．そこには数年来自分が求めてきた答えが満載されていた．感染症診療が十分確立された専門分野であり，明確なストラテジーが存在するのだということもこのとき知った．以来，この本を契機に独学で臨床感染症学を真剣に学びはじめた．

　しばらくして，自分が経験した歯がゆい経験が，私の施設に限った問題ではなく国内で一般的な現象であることに気がついた．全国レベルの学術集会に参加しても，概して稚拙なディスカッションが展開されていた．敗血症や人工呼吸器関連肺炎などに代表される感染症の問題は，集中治療における主要なテーマである．にもかかわらず，医療先進国であるはずの日本では，全国的にこれらの問題が，医療先進国の標準とはかけはなれて低い水準に放置されていた．

　そもそも，日本のICUには，これらの感染症の問題を適切に対処できない2つの根本的な問題があった．1つは，日本のほとんどの病院に感染症科医がいないため（感染症科がないため），専門家のアドバイスが受けられないという点，そしてもう1つは，自分も含めて日本の集中治療医のほとんどが麻酔科医であるため，感染症の素養がほとんど欠如していると

いう点である．幸いにして，当時，特に米国で感染症科フェローシップ・プログラムを修了された方々が何人か帰国され，彼らの活躍で国内の感染症診療には明るい兆しが感じられていた．しかし，彼らの専門能力が国内の多くの ICU にまで影響を及ぼすのには，それでも途方もない時間がかかるように感じられた．

　したがって，どうしても ICU の中から変革を起こす必要性があった．これまで，自分が，この業界に何か付け加えられるようなことがあるとは思ったことがなかったが，このときはじめて，自分が取り組まなければならない問題があることに気付いた．こうして，私は，麻酔科医であったのにもかかわらず，感染症を自らのライフワークとすることを決めた．

解決策の見つからない薬剤耐性菌の問題

　すでに医師となって 9 年近くが経過していた．感染症診療に真面目に取り組み始めてからも約 4 年間が経過し，ICU のみならず ER や一般病棟の患者における感染症診療にも積極的に参画することで経験も蓄積されていた．

　自分自身の感染症診療に関する知識や診療の水準が年々高まっていることは実感できていたし，自施設の治療成績や薬剤耐性菌の分離頻度といった客観的なデータも過去数年間で飛躍的に改善していたことにも満足感を覚えていた．しかし感染症診療の経験が増せば増すほど，解決の糸口が見つからないどころか深刻さを増す薬剤耐性菌の問題に対する不安感は募る一方であった．新規性の高い抗生物質は今後ほとんど登場してこない一方で，黄色ブドウ球菌，緑膿菌，アシネトバクター，腸内細菌どれをとっても薬剤耐性は確実にエスカレートしていた．

　強く印象に残る恐ろしくかつ悲しい経験がある．患者は，私とさほど年齢の違わない発熱性好中球減少症の男性であった．数時間前まで元気だったのに，発熱したと思ったらあっという間にショックになったということで他院から搬送されて来た．当時，敗血症性ショックといえども急性期に患者を失うような経験はしばらくしていなかったので，自信をもって治療

に臨んだが，男性は数時間で亡くなってしまった．あまりにもあっという間の出来事で，家族を死に目に会わせてあげることすらできなかった．亡くなった男性には小学生の男の子がいて，気の毒極まりなかった．後日，血液培養からは，すべての抗菌薬に耐性の緑膿菌が検出された．

　この頃から，ICUを飛び出して，どうしたら薬剤耐性菌を減らせるか，どのように薬剤耐性菌に立ち向かうべきかといったよりスケールの大きな問題を自らの手で追究してみたいと思うようになった．

研究のできる環境を求めて

人手不足，症例不足，メンターの不在
　強い疑問を持つことは研究を始める動機として最も重要であるが，臨床研究はそれだけで始められるほど簡単なものではない．他力本願的で日本では好まれない発想かもしれないが，私は良きメンターのもとでなければ，良い研究はできないと信じていた．しかし，この領域で10年近く働いてきた経験では，私の問題解決をサポートしてくれるようなメンターは日本国内では見つかりそうにもなかった．

　そもそも，日本で質の高い臨床研究を行なうことは，相当厳しいと感じていた．実際，集中治療領域，それも感染症となると，日本発の質の高い臨床研究は私の知るかぎり皆無であった．日本のICUで臨床研究を行なうには，幾多の障壁が存在する．まず人手不足が著しい．私のいた施設は恵まれたほうであったと思うが，それでも1カ月の勤務表を埋めるだけでも一苦労であった．専門医の数が足りず，集中治療の経験が3カ月にも満たない医師にも，頻繁に1人での勤務を任せなければならないほどであった．

　臨床業務をこなすことだけでも綱渡りであったのに，それに加えて臨床研究を恒常的に行ない，その質を維持するのは不可能に思えた．そもそも，集中治療が非専門家によってなされていることが日常的にあるとすると

（日本では珍しくないと思うが），臨床研究の前提となるような治療の質が十分保障されているとは言い難い．また，日本のICUでは，多くの研究において十分な数の患者を集めるのが困難である．日本では急性期病床に占める集中治療病床が少なく大学病院といえども集中治療病床は10床未満の施設が多く，私のいた施設もそうであった．年間でも入室患者が500人にも満たない程度で，多くの場合，必要な患者数を集められない．多施設研究を行なおうとしても，施設間の壁も厚く，治療の標準化が進んでいないためプロトコールの統一も困難である．

　一方で，米国をはじめ，カナダ，オーストラリア，オランダ，ベルギー，フランス，スイスなどの国々からは，次々と質の高い臨床研究が報告されている．プロトコールを見る限り，日本のICUでは当面実行することは不可能そうなものばかりである．次第に，私は海外で臨床研究を行なうことに憧れるようになった．

憧れから現実に

　留学しようと思っても，特別なコネもないし，ラボで戦力となるような実験の技術を持っているわけでもなく，研究業績があるわけでもなかった．また，妻子もいたので，無給で年単位の留学生活を送ることは経済的に許されなかった．要するに，臨床経験と強い動機は持っているが，技術も業績もなく，しかし給料は支払ってほしいという，非常に都合のよい話であった．普通で考えたら，こんな人材，日本でも雇うところなどなさそうである．

　2007年春にHarvard大学・MGH（Massachusetts General Hospital）共催の「成人感染症コース」に参加する機会が得られた（ちなみに私にとって人生初の渡米であった）．毎年開催されていて定評のあるコースである．MGHのfacultyを中心とする一流の講師陣による講義が大変有意義であったのは言うまでもないが，私にはそれ以上に大きな収穫があった．

　1週間にわたって，同じ部屋に缶詰めにされるので，参加者同士はすぐに打ち解けたが，その中に偶然，以前から厚生労働省の「ICUにおける院

内感染サーベイランス」事業を通じて顔なじみであった知人がいた．彼は当時，ピッツバーグ大学感染症科の Dr. David L. Paterson のもとで博士研究員をしていた．

　Dr. Paterson は，病院内感染症の疫学，多剤耐性グラム陰性桿菌，抗菌薬スチュワードシップに関する世界的権威である．彼は私がこれまでに取り組んできたことを知っている人でもあったので，私の留学に対する思いを伝えたところ，Dr. Paterson なら潤沢な研究資金もあるし，手が足りないくらい多くのプロジェクトを抱えているので，ポジション獲得の可能性は十分にあるし，仲介をしても良いと言ってくれた．

Paterson 教授との出会い

目指すはオーストラリア

　先の知人の紹介で Dr. Paterson とメールで連絡をとることができた．CV（Curriculum vitae）を添付し，自分がこれまで集中治療医として取り組んできた感染管理や感染症診療の経験は十分アピールしたが，過剰な期待をされても困るので，これまでにこの領域における publication がまったくないこと，微生物学の実験技術はまったく持っていないことも同時に伝えた．現在の職を辞して行く予定なので，家族4人で生活してゆける程度の給与も支払ってほしい旨も伝えた．

　すると数日後に「ちょうどピッツバーグ大学からクィーンズランド大学（University of Queensland）に移ったところなので，ブリスベンに来ないか」という短い返事をもらった．2008年5月に，彼がチーム・リーダーも務めることになる Centre for Clinical Research という新しい研究施設が完成するため，そこで働くスタッフを探してしたようである．こうして私の目指す先は，米国からオーストラリアへと変わった．

　Dr. Paterson は世界中を飛び回る多忙な人で，急な大事な予定が入ることも多く，確実に会える機会を見つけるのはかなり困難であった．ようや

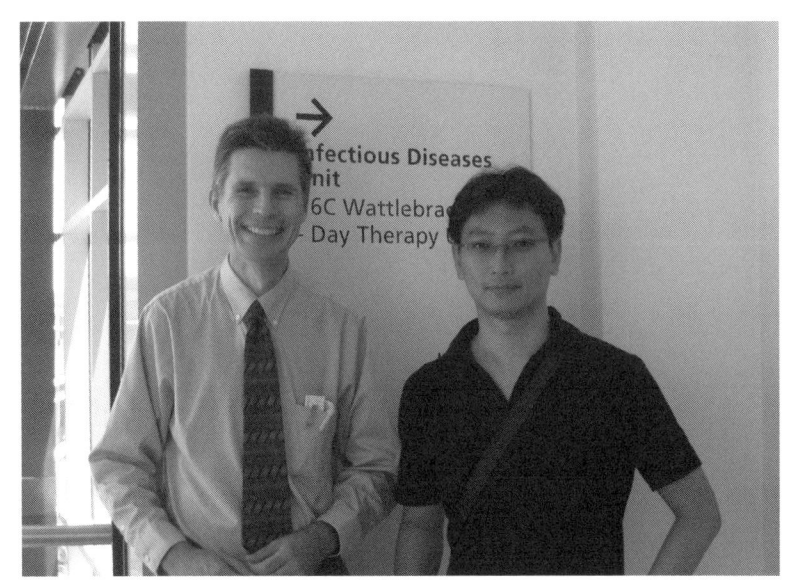

▲ David L. Paterson 教授と私──Paterson 教授はいつでもどこでもこの笑顔を絶やさない．おそらくこの写真から受ける印象そのままの人柄である

く 2007 年 10 月に，シカゴで開催された Interscience Conference on Antimicrobial Agents and Chemotherapy（ICAAC）の会場（McCormick Place）で，インタビューを受けることになった．大事な場面で英語を話した経験などこれまで一度もなかったので，私にしては珍しく緊張して臨んだが，Dr. Paterson は終始笑顔で，和やかな雰囲気で進められた．

事前に結構タフな質問も想定して，お約束通りの準備はしておいたが，実際には難しい質問は一切受けなかった．まず自分の熱意は十分伝えたが，聞かれたことはこれまでの経験のほか，「いつから来られるのか？」とか「子どもは何歳か？」といった簡単な質問のみで，ICU における院内感染の疫学的研究，ICU 患者における抗菌薬の PK/PD などいくつかやってほしいプロジェクトがあると伝えられ，約 20 分で「それじゃ，大学に契約書を送らせるから」と言われてインタビューが終了した．

その約 1 カ月後，自宅にクィーンズランド大学の人事課から契約書が送

付されて来た．それにサインして返信し，クィーンズランド大学との雇用契約は成立した．一時は絶望的かと思っていたポジション探しであるが，私にとってこれ以上は望めないような人のもとで働ける機会が，予想外に簡単に得られてしまった．どうして何もない自分を採用してくれたのか，いつか機会があったら Dr. Paterson に聞いてみたいと思う．

VISA 申請

　雇用契約が成立しても，VISA がなければ渡豪できない．オーストラリアに入国するためにはたとえ観光目的であっても VISA が必要である．留学が決まったものの VISA によって渡航が遅れたなんて話はよく聞くし，そうならないよう万全に準備しておこうとは思っていたが実際はなかなかうまくゆかなかった．

　オーストラリアの VISA には 100 種類以上あるが，医師が研究留学目的で取得する場合，長期就労 VISA（Subclass 457）または Visiting Academic Visa（Subclass 419）が一般的である．もちろん，大学の博士課程，修士課程に入学して学生 VISA 取得という選択肢もないわけではない．

　Visiting Academic VISA（Subclass 419）は，日本の職場を休職して，オーストラリアでは無給で研究を行なう場合に適応となる．私の場合，日本の大学を退職し，クィーンズランド大学と雇用契約を結んでいたので，長期就労 VISA（Subclass 457）の選択肢しかなかった．

　長期就労 VISA（Subclass 457）の申請・審査は二段階になっており，まず受入れ機関（私の場合クィーンズランド大学）側の申請・審査，その後，個人の申請・審査となる．受入れ機関の審査では，大学などの高等研究機関が受入れ機関となる場合は，ほとんど問題となることはないが，生活をして行ける程度の年収（約5万豪ドル）が最低限支払われなければならない．個人の審査では，その個人が与えられたポジションにふさわしい人物であるかが審査される．とはいっても Immigration office の役人が評価することなので，専ら表面的な審査である．

　このような場合，資格の類はあればあるにこしたことはない．オースト

ラリアは資格を非常に重視する国である．講演会のチラシなどでは，演者の名前の後ろに5つも6つもタイトルが付いている人を目にすることも珍しくない．日本では一般的に名ばかりのことも多い博士号（PhD）は，オーストラリアでは取得が難しく非常に高く評価される．幸い，日本における医学博士号が「足の裏のご飯粒」ということまでは当局には知られていないようである．私にとって博士号が役に立ったかもしれない初めての（そして最後かもしれない）経験である．

　日本企業のオーストラリア支社に採用されるような場合を除いて，長期就労VISA（Subclass 457）の手続きは，現地のImmigration officeとのやりとりとなる．時間にゆとりがある人は，すべて自分の責任でやるほうが経済的かもしれない．しかし，私の場合，留学直前まで多忙を極めたので，家族全員分で約15万円支払い，代行業者＊と契約した．長期就労VISA（Subclass 457）の手続きは結構煩雑で，必要書類の不足や，書類不備は発給を大幅に遅らせる．

　高いと思うか安いと思うかはその人それぞれの境遇によって異なると思うが，私の場合必要書類を入手するために動ける時間や，書類作成に頭を悩ませるのに割ける時間も限られていたので，このような代行業者のアドバイスはお金に代え難いものであった．申請から約5カ月経過した2008年8月にVISAが無事発給された．

　＊ eVISAセンター；http://www.evisa.jp/

恵まれた環境

南半球最大のMedical complex

　大学退職後生活のためにやっていたアルバイトの関係や，航空券の購入，引越しの準備など，諸般の事情で渡豪は10月中旬までずれ込んだ．生活のセットアップに2週間ほど要したので，11月になってようやくクィーンズランド大学で働き始めることができた．

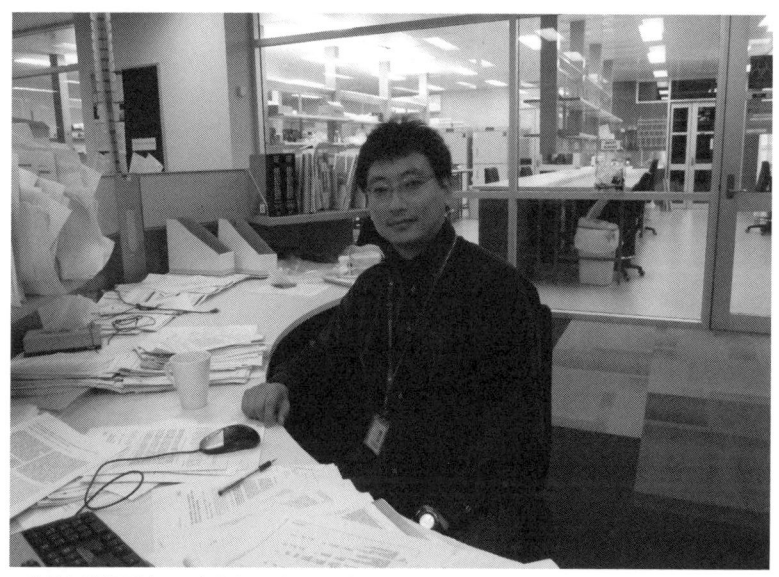

▲快適な職場環境——十分なスペースを与えられても「片づけられない病」は一生治らない．奥に見えるのは，まだ一度も立ち入ったことのない実験スペース

　5月に完成したばかりという，Centre for Clinical Research は，明るくて広くて非常に快適な空間であった．私たちのオフィスは8階（最上階）で眺めもよい．すぐ隣に，Royal Brisbane and Women's Hospital と Royal Children's Hospital in Brisbane があり，その他いくつかの研究施設も併設されており，この地区は，南半球最大の Medical complex と称されている．

　最初に出勤した日に，まず机が与えられた．まだ余裕があるからという理由で，2人分のスペースが与えられた（1人分でも十分広いが）．すると程なく，IT specialist が私のところに来て PC の設置をしてくれた．PC には通常研究業務で必要なソフトウェアはすべてインストール済みであった．些細なことで恥ずかしいが，私の知っているかぎり，日本では新しく来た faculty でもないスタッフにここまでしてくれることは通常ないので，少し気分が良かった．

集中治療医が挑む臨床感染症学 ◉ chapter 3　　51

ちょうどその頃，Dr. Paterson は締切り間近の依頼原稿をいくつか抱えていたため，臨床研究の準備が始められるまで，それらの執筆を頼まれた．最初の数カ月で教科書の3つの章と，総説を1編書き上げたが，執筆作業をする上でこれまでに経験したことのないくらい図書館の機能が充実していることに驚いた．

これらの執筆にあたっては500以上の文献を引用したが，その95%以上が即座にPDFファイルで取得できた．インターネットで図書館のホームページにアクセスしてIDとパスワードさえ入力すれば，どこにいてもそれが可能である．まれにウェブ上でfull-textが読めない場合でも，オンラインでオーダーすれば数日以内にe-mailで送ってもらえる．

私は日本では1つの地方国立大学でしか勤務したことがないので平均的な実情を知らないが，日本にいたときは，例えばImpact factorが5以上の雑誌に10年以内に掲載された論文でもウェブ上でfull-textが読めないようなことも多々あった．ここでは，読みたい文献を入手するのにまったくストレスがない．執筆作業をする上でこれは非常にありがたかった．

この原稿を執筆している現在，ようやく研究計画を立案している段階であるので，実際にはほとんど何も始まっていない．しかし，ここには日本にはなかった臨床研究を円滑に進めるいくつもの合理的なシステムがあることに気付いた．

まず，経験豊富なスーパーバイザーがいる．幸いにも私の場合，Dr. Patersonだけではなく，ICU教授のDr. Jeffery Lipman（彼も麻酔科出身の集中治療医で，中でも感染症が専門）も数々の助言を与えてくれる．彼らは主要な臨床研究に多くかかわってきたし，未発表の研究や，現在進行中の研究にも精通している．私の浅はかな計画はいつも未然に修正される．統計学に関しては生物統計学のスペシャリストが同じオフィスにいて，研究計画立案の段階からサポートしてくれる．よって，苦手な統計学で頭を悩ませることもない．また，患者（または家族）からのインフォームド・コンセント取得や研究目的の採血は看護師がしてくれる．しかし，決してボランティアではなく，これらの労働に対して追加の報酬を支払う．よっ

てこれらの報酬も含めて研究予算を獲得しなければならない．さらに，各種測定は専門のスタッフがやってくれる．理由は，経験の浅い人にやらせて試薬を無駄にしたり，精度が狂ったりすることを回避するためである．臨床研究に関係する事務手続きをやってくれる専門のスタッフもいる．

　日本ではこれらのほとんどを医師が忙しい臨床業務の合間にやっているのが実情である．近年，オーストラリア発の優れた臨床研究が多く発表されているが，それを支えている背景が少しわかったような気がする．

　しかし，何よりも恵まれていると感じる点は，Dr. Patersonのすぐ隣で仕事ができることである．持ってくる仕事のスケールも大きくやりがいがあることは言うまでもないが，そもそも彼は，優しく，明るく，誰からも愛されるキャラクターの持ち主で，人間的にも超一流である．彼の周りにいつでも世界中から人が集まってくることは容易に理解できる．

　彼の勤勉さや忙しさは想像を絶していたが，そんな中にあっても，週に1回の一対一の定期的なミーティングのほか，「何か困ったことはないか」とこまめに声をかけてくれ，私が問題を抱えていれば，その解決に必要なヒントを与えてくれる．私の英語がひどいからかもしれないが，原稿のチェックは並んで座って一文一文丁寧にしてくれる．彼はまた，私が将来臨床に戻ることにも配慮してくれて，感染症科と集中治療の専門医養成目的に週にそれぞれ2～3回定期的に開催されるプログラムへの参加も許可してくれた．彼の期待に添う仕事をしなければならないと自然と思わせてくれる人である．

100年に一度の経済危機

　私がオーストラリアに渡った2008年は，世界中が米国のサブプライム問題に端を発した100年に一度とも言われる経済危機に直面していた．オーストラリアも例外ではなかったが，大学の職員である自分には無縁であると思っていた．

　しかし，ブリスベンに来て数週間経ったある日，Dr. Patersonから，経済危機の影響で来年度のグラントが大幅に削減されることになり私の給与

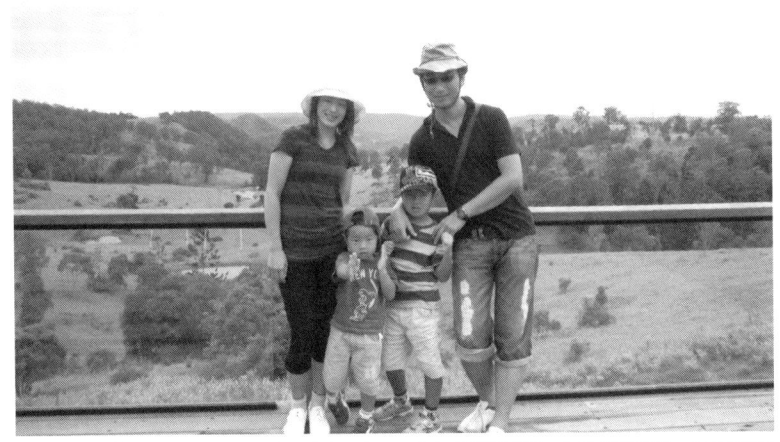

▲私の家族（Lamington National Park にて）──左から敬子（妻），厚太朗（二男），健太郎（長男）．家族にも貴重な体験を多くさせてやりたい

の源がまさに影響を受けるということを告げられた．Dr. Paterson は「3 年くらい一緒にやらないか」と言ってくれてはいたが，私のクィーンズランド大学との雇用契約は規定で 1 年ごとの更新であったため，VISA も 1 年ごとに更新しなければならなかった．しかし，先にも述べた通り，長期就労 VISA（Subclass 457）の場合，基準以上の給与が支払われないと受入れ態勢不十分ということになって VISA を延長してもらえない．もはや日本では無所属であったため Visiting Academic VISA（Subclass 419）に変更することも不可能であった．

　Dr. Paterson は「何とかする」とは言ってくれたが，しばらく不安な日々が続いた．これまでの働きぶりから特に必要ない人材と判断されていれば，これを機会に 1 年間で解雇される可能性も十分にあったからである．しかし数週間後，新たな資金源が確保できたという朗報をもらい，少なくとも 2 年目までの雇用は保証された．働き始めて間もないころから，2 年目の雇用と VISA 延長の心配をしなければならないとは予想外であった．

なお長期就労 VISA（Subclass 457）に関しては，経済危機の影響で，オーストラリア国民の雇用機会を守るため，国の方針として大幅に発給数を抑制する方針がとられはじめている．実際，2009年1月以降，発給数が激減していると政府からの公式発表があった．これが，アカデミックな職種の場合にどれだけ影響を与えるかは知りえないが，外国人の受入れに寛容であったオーストラリアといえども，就労 VISA の取得は以前（2008年12月より前）ほどやさしくないようである．

英語が話せない

　英語力の重要性に関しては，オーストラリアで実際に仕事をしてみて，それ以前に感じていた以上に痛感している．

　私のような外国人が多くて迷惑だからかもしれないが，オーストラリアでは一般的に採用に際して英語力の証明を求められることが多い．私の場合，公募されたポジションに応募したわけではなく，Dr. Paterson の裁量で採用されたので，雇用にあたって特に客観的な英語力の証明は要求されなかったが，オーストラリアで公募されたポジションに応募する場合，または，雇用の責任者次第では，英語力の証明が求められる可能性がある．

　実際，同じ研究施設で働いている人の中で International English Language Testing System（IELTS）の結果（Band 7 以上）の提示を雇用契約の際に求められた人もいる．オーストラリアでは TOEFL や TOEIC の結果はほとんど受け付けてもらえず，一般的に IELTS の結果しか認められない．IELTS で Band 7 以上の成績をとることは，多くの日本人にとってはかなり難しいようである．

　よく，現地に行けば自然と英語は話せるようになるという人もいるが，私の経験では，自分も含めて自分の周りでそのような人を見たことはない（しかし，私も少しはそのようなことを渡豪前に期待していた）．もちろん，日常の業務の中では，決まった人と，決まった場面で，ほぼ同じテーマでしか会話をしないので，意志疎通は短期間で容易になる．しかし，それは別の状況ではあまり通用しない．大学のスタッフとして職務を遂行して行

> 【留学先の情報】
>
> David L. Paterson, MD
> Professor of Medicine
> University of Queensland Centre for Clinical Research
> Level 8, Building 71/918
> University of Queensland, Royal Brisbane and Women's Hospital
> Herston QLD 4029, Australia
> Tel: +61-7-3636-5856
> Fax: +61-7-3636-5858
> URL ● http://www.uqccr.uq.edu.au/

く上で,やはり上級レベルの英語力は欠かせない.会議やセミナーで自分の意見を思い通り伝えられないというのはかなりのストレスであるし,相手にも迷惑をかける.

そもそも,中学,高校,大学と少なくとも8年くらいは英語を勉強してきて,高等教育も受けてきたのにどうして英語が自由に話せないのだろうか? ある程度のセレクションがかかっているはずの大学教官ですら,自在に英語を操る人は日本ではかなりまれである.特別な対策をとってこなかったからだと簡単に反論されてしまいそうであるが,特別な対策をしないと英語が使えるようにならないのであれば,日本の英語教育の目標はどこにあるのだろうか?

オーストラリアでは,インド,中国,マレーシア,アフリカ諸国,中東諸国から来ている医師や研究者と交流する機会が多いが,彼らのほとんどすべての国で高等教育は英語で行なわれるそうである.彼らの国でも,自国内では必ずしも英語力は必要ないにもかかわらず,自国で高等教育を受ける時点で英語力が必須であるため,彼らは高等教育以前に実践的な英語力を習得している.彼らの多くが強い独特なアクセントのある英語を話すが,国際社会ではそれはほとんど問題にされない.日本の英語教育は読み書きを重視してきたと言われているが,私の知るかぎりでは,英語を自在

に話せる彼らのほうが，読むのも速いし，適切な文章も書く．

　自分の怠惰を棚に上げて何様であるが，日本の英語教育は無駄なことに相当なエネルギーを費やしてきたと言わざるをえない．このためにどれだけ多くの日本人が国際的な活躍を阻止されてきたであろうか．英語が下手という劣等感を感じながら，今さらながら英語学習にも勤しむ毎日である．

＊　　　＊　　　＊

　振り返れば，私は非常に運がよかったのかもしれない．ポジションを見つけられたことだけではない．劇的な生活や環境変化が予測されたにもかかわらず，家族も同意してくれた．日本で私の周りにいてくれたほとんどの人たちが，背中を押してくれた．彼らの期待を裏切らないためにも，日本の集中治療，感染症診療に貢献できるような人材となっていつか日本に帰りたいと思う．

chapter 4

自らの成長に必要であった米国での日々

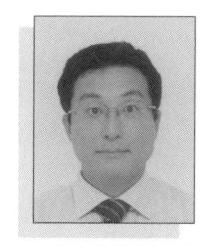

洛和会音羽病院
感染症科・総合診療科

神谷　亨
JANAMEF Fellow 2003

July 2002-June 2005
Resident
Department of Internal Medicine
University of Hawaii John A. Burns
School of Medicine

July 2005-June 2007
Clinical Fellow
Division of Infectious Diseases
Department of Internal Medicine
The University of Utah School of Medicine

❖ 要旨 ❖

　感染症科という subspecialty を持つことは，将来日本で内科臨床教育活動を行なう上できっと役立つであろうと考えた私は，ハワイ大学内科レジデント修了後，ユタ大学感染症科フェローシップに進んだ．感染症コンサルテーションをこなしながら，十数人の感染症専門医からマンツーマンで指導を受けたことは米国臨床留学ならではの経験であり，出会った人々は皆，自分の医師および人間としての成長に多大なる影響を与えてくれた．

感染症科フェローシップという選択

感染症分野への親しみ

　ハワイ大学（University of Hawaii John A. Burns School of Medicine）内科レジデントの1年目も終わり頃になると，同僚のレジデントたちはフェローシップ応募のための準備を始めていた．私はその頃，3年間の内科レジデント修了後すぐに日本に帰国するか，何らかのフェローシップで専門性を身につけてから帰国するか迷っていた．

　元来米国に臨床医学留学をした動機が，将来日本で総合内科医を育てる仕事をしたいというものであったため，subspecialty を持っておくことは必ず将来の教育活動にプラスになるだろうと考えた．現に，ハワイ大学内科レジデントプログラム教授陣の中には，呼吸器科，感染症科，内分泌科などの内科系 subspecialty の診療を行ないながら，内科全般にわたるレジデント教育を熱心に，立派に行なっている人々が数多くいた．私も彼らのようになりたいと思った．

　どの分野のフェローシップに進むかを決定するに当たっては，ほとんど迷いなく感染症と決めることができた．それは，日本で初期研修の頃からグラム染色などを通じて感染症の分野に親しみを感じていたことと，これからの日本に臨床感染症科医は必ず必要な人材となるだろうと考えたからである．

　内科系フェローシップは，競争の激しい分野と，そうでない分野がある．一般的に，専門的な手技があり，保険会社からの払いが多く，フェロー修了後の給料や QOL の高い分野ほど競争は激しく，循環器科，消化器科，アレルギー科，血液腫瘍科などがそれらに相当する．中等度に競争が激しいのは，腎臓内科，呼吸器集中治療科，内分泌科，リウマチ科などであり，比較的競争が緩やかなのが，感染症科，老年科などである．しかし，これはあくまでも大雑把な一般論であり，競争が激しくないと考えられている

分野でも，全米で一流と評価されているプログラムではやはり競争が激しい．

レジデント1年目のパフォーマンス

　競争の激しい分野のフェローシップ・プログラムに進むためには，競争の激しいレジデントプログラムに進むのとは違う戦略が必要と考えられる．

　レジデントプログラムでは，米国での臨床経験があって，米国人医師による推薦状があり，英語によるコミュニケーション能力が高く，USMLEの点数が高いことがより評価されると考えられるが，フェローシップ・プログラムでは，レジデント1年目のパフォーマンスの高さ，強力な推薦状，アカデミックな活動（研究，学会発表活動），専門分野の臨床経験などが評価される．

　したがって，今思い返すと，競争の激しいフェローシップ・プログラムに進むことを希望していた内科レジデントたちは，1年目の頃から積極的に臨床研究を行ない，学会発表や論文作成を行なっていたし，よい推薦状を書いてもらうために日々のパフォーマンスを上げるべく努力を惜しまなかった．

　一般的に日本人医師が米国に留学する場合，ポスドクとして基礎系分野で渡米することが多いと考えられるが，基礎系分野で研究成果を上げ，その後米国で臨床医学分野に進む人の場合は，フェローシップに進む時にそれまでの研究歴が有利に評価される可能性がある．

　私はどうであったかと言うと，英語のコミュニケーション能力の乏しさから，1年目のパフォーマンスは芳しくなく，1年目からアカデミックな活動をする余裕はなく，推薦状は何とか合格点をもらった程度であった．

　全米で140ほどある感染症科フェローシップ・プログラムの中で，30ほどのプログラムに手紙を書いて募集要項を送ってもらい，10カ所のプログラムから面接の誘いをもらい，8カ所のプログラムの面接を2回に分けて受けた．日本人医師やハワイ大学レジデントの先輩医師が在籍したことのあるプログラムを中心に応募したためか，外国人医師に好意的なプロ

グラムが多かった．感染症の中でどの領域に特に興味があるのかをよく質問されたが，それまでに感染症の領域で研究活動をしたことがなかったため，全般的に興味があるとしか答えられず，自分にはあまり売りがないように感じた．

どこかマッチしてくれるところがあるのか大変不安であったが，幸いユタ大学感染症科フェローシップ・プログラムにマッチした．どちらかと言うと下位に志望していたプログラムであったため，決定してほっとした反面，内陸で比較的田舎のプログラムに行くことになり若干不本意な気持ちがあった．

ユタのフェローシップが始まる

2年間の感染症トレーニング

ユタ大学（The University of Utah School of Medicine）は，ロッキー山脈の西部に位置するユタ州の州都ソルトレイクシティーにある．同市は四方を山々に囲まれた広大な盆地であり，モルモン教徒が開拓した町として知られている．標高約1300 mの高地にあり，雪質の良いスキー場が多数あるスキーリゾートの中心地として賑わい，2002年には冬季オリンピックが開催された．

それまでハワイの緑溢れる土地と美しい海に馴染んでいたため，草木の少ない赤茶けた山肌を背にそびえるユタ大学病院を見て，少々辺ぴな所に来てしまったなというのが第一印象であった．ユタ大学感染症科フェローシップ・プログラムは，1年目2人，2年目2人，3年目1人からなる比較的小規模なプログラムで，18人の教授陣を擁していた．

1年目は最初の1カ月間が微生物学ローテーションに当てられ，10カ月間が病棟での感染症コンサルテーション業務に当てられた．2年目は，2カ月間が感染症コンサルテーション業務で，残りの約9カ月間はリサーチ活動であった（2－3年間のプログラムの中で，病棟コンサルテーショ

ン業務とリサーチローテーションを何年目に何カ月ずつ行なうかは，プログラムによって大きな差がある）．

　2年間を通じて，毎週1回半日の感染症外来教育があり，2年目の1年間は毎週1回半日のHIV外来教育が加わった．その他2年目には，1カ月間の公立STDクリニックでの研修（週1回半日）や，1カ月間のトラベルクリニックでの研修（週1回半日）もあった．また，毎週金曜日の朝8時からの1時間はジャーナルクラブがあり，フェローが自主的に文献を読んで，ベテラン教授陣のコメントが聞ける楽しい時間であった．月に1回は症例検討会（Stump the Stars）があり，病棟感染症コンサルタントをしているフェローが興味深い症例の提示をした．

　1年目の最初の1カ月間の微生物学ローテーションは，全米屈指の国立検査センターであるARUPで行なわれたが，周囲の州から各種検体が寄せられ，通常の方法では同定困難な細菌，真菌，抗酸菌，ウイルス，寄生虫の同定，感受性検査などが行なわれていた．様々な培地や試薬，遺伝子学，形態学を駆使しての同定が熟練した多数の検査技師によって行なわれており，ただただ圧倒された．そしてさらに驚いたのは，臨床感染症学だけでなく，微生物学にも精通した教授たちに出会ったことである（ユタ大学には1年間の感染症科フェローを修了した医師向けのMedical microbiology fellowshipも用意されている）．

　その後の10カ月間は，病棟感染症科コンサルテーション業務に明け暮れた．ユタ大学付属病院と，地域の中核をなす関連病院であるLDS病院（Latter Day Saints Hospital）の2つの病院を4週間ごとに行ったり来たりして症例をこなした．

プロフェッショナルな見解

　ここで1日の仕事の様子を振り返ってみる．まず朝病院に行ったら前日までにコンサルテーションを受けた10～15人程度の入院患者のフォローアップを開始する．バイタルサイン，血液・培養検査結果をチェックし，ベッドサイドに行って問診・診察を行なう．紙カルテに診察内容を記載し

て次の患者のベッドサイドに向かう．そうこうしているうちにポケットベルが鳴って内科・外科系レジデントからの新たなコンサルテーションを受けていく．1日に約3－5件のコンサルテーションがあった．

　電話をするとレジデントが出て，患者について簡単なプレゼンテーションをしてくれる．疑問点が何であるのかを聞いて電話を切ったら，早速患者のいる病棟に向かう．患者のカルテをチェックし，問診・診察を行なった後，紙カルテにコンサルテーションの内容を記載する．前日までのすべてのフォローアップ患者のカルテを記載し，新たなコンサルテーションの診察を一通り終えたところで，午後2時前後に感染症科のアテンディングに連絡をして病棟に来てもらう．

　新しい患者を一緒に診察し，ディスカッションをしてからカルテに最終的なRecommendationを記載する．コンサルトしてきたレジデントには，必要に応じて直接または電話で感染症科としての考えを伝える．フォローアップ患者についてもアテンディングに報告をしてディスカッションし，方針変更の必要があるかを検討する．最後に新しいコンサルテーション患者のディクテーションをして1日が終わる．

　はじめは，感染症科医がどのポイントを重視しているのかがわからず無駄な情報を集めて要領が悪かったが，徐々にポイントがわかってきて時間内に仕事が終わるようになった．時に内科レジデントが4週間ずつ感染症科をローテーションしてくることがあった．彼らは病棟コンサルテーション業務を手伝ってくれたが，感染症科フェローとしては彼らを教育，指導する役割があった．彼らは総じて優秀で，やる気があり，大人として成熟していて，一緒にラウンドをしていて楽しく，私も勉強になった．

　病棟コンサルテーション業務でしんどかったのは，24時間いつでもポケットベルを持ってコンサルテーションに応じる役割があったことである．週に1日だけ日曜日にポケットベルから解放される24時間があったが，それ以外はポケットベルの電子音を常に意識した生活であった．夜中にポケットベルが鳴って病棟やERのレジデントと電話で会話をするのは精神的にとてもストレスであった（オンコールシステムはプログラムごとに異

なるので一般化はできない)．

　特に感染症科フェローになりたての頃は，感染症のことについて質問をされても感染症科としてのプロフェッショナルな見解を即答できるはずもなく，一度電話を切って書物を調べ，それでもわからなければ夜中にアテンディングを電話で起こして教えを乞わねばならなかった．幸いアテンディングは全員，どんな夜中に電話をしても文句ひとつ言わずに親切に教えてくれた．

　徐々に，アテンディングに聞かなくても自分で判断して答えられることが増えていき，1年も経った頃には大抵自分の判断で答えられるようになっていた．月に2回くらいはコンサルテーション業務として夜中に病棟やERに患者を診察に行かなければならないこともあったが，基本的に当直はなかったので，内科レジデントの頃と比べたら肉体的には楽であった．

米国でしか受けられない指導

自分らしいスタイル

　感染症科フェローシップを経験してよかったと思えることの1つは，十数人の感染症科アテンディングからマンツーマンで指導を受けたことである．病棟コンサルテーション業務では，アテンディングは2－3週間ごとに交代するので，連続する2－3週間は同じアテンディングが毎日指導してくれる．一緒に患者を診察し，診断・検査・治療方針についての自分の考えをアテンディングに聞いてもらい，それについてマンツーマンで指導を受けた．週1回半日の外来教育でも，アテンディングは控室で半日待機してくれていて，マンツーマンで指導してくれた．

　同じプログラムの感染症科アテンディングであっても，ある人は常により狭いスペクトラムの抗菌薬を使うことを目指し，ある人は広域抗生剤を使うことに比較的敷居が低く，ある人は実に細部にこだわり，ある人は割と大ざっぱであったりした．さらに，得意な分野が疫学，ヘルペスウイル

ス，クリプトコッカス，HIV，トラベル医学など様々であり，30年近く感染症コンサルタントを行なっている人もいれば，フェローシップを終えて数年しか経過していない年齢の近い人もいて，実にバラエティーに富んだ人々から指導を受けることができた．

　感染症科医のスタイルには様々なものがあり，自分らしいスタイルを作っていけばよいのだと思うことができた．このような教育環境は，臨床医学，臨床教育の歴史が長く，教育に潤沢な人，コスト，時間をかけてきた米国ならではのものであり，日本ではいまだかなえられていないものである．米国のフェローシップを経験する意義は，そんなところにもあるように思われる．

整形外科がらみの感染症

　ユタ大学付属病院は，優秀な整形外科医を多数抱える病院として知られており，周囲の州から，人工関節関連の感染症を繰り返した難治症例が多数紹介されていた．そのため，感染症フェローのコンサルテーションの約半分は整形外科関連であった．

　1日の2-3例は人工関節関連の感染症であり，2年間に250症例を超える整形外科関連の感染症を経験することができた．当時は同じ感染症の繰り返しばかり見させられているという辛さを感じていたが，現在，整形外科が盛んな一般病院に勤務しているため，臨床的な判断をする際に極めて役に立っている．

印象に残っている患者

　61歳女性のTさんは私がフェローをしていた2年間，入院・外来の双方で関わることになった人である．彼女は，当初MRSAによる肺炎，頚胸腰椎硬膜外膿瘍，頚椎骨髄炎，両側腸腰筋膿瘍で入院し，腰椎椎弓切除術・後方固定術を受けた後に点滴抗生剤を17週間，内服抗生剤を12週間投与した．ところが抗生剤を中止した約1カ月後に左膝人工関節にMRSA感染を起こして再入院となり，人工関節除去を余儀なくされた．黄

色ブドウ球菌感染症のしつこさ，恐ろしさを思い知らされた症例であった．

その他印象に残っている患者さんとしては，皮疹が契機となって播種性コクシジオイデス症が判明した骨髄移植後の患者，先天性心疾患により小児期からペースメーカーが留置されMSSAによるペースメーカー感染を繰り返した後にペースメーカー抜去を要した患者，交通事故で左下腿を切断した断端に接合菌感染症を起こした患者，腸球菌による心内膜炎で脳膿瘍を合併した静脈麻薬常用者，肝臓移植後にバンコマイシン耐性腸球菌による胆管炎を繰り返した患者，膵臓移植後に糞線虫による過剰感染を来した症例など，内科系・外科系の様々な興味深い症例を経験することができた．

プログラムの得手不得手

フェローを大勢抱える大きなプログラムや，全米有数の大病院であれば違うかもしれないが，ユタ大学は地方の大学病院であり，盛んに臓器移植を行なっているわけではなかった．心臓移植，肺移植，肝臓移植，膵臓移植，腎臓移植，骨髄移植関連の感染症症例は比較的少ないものであった．しかし，LDS病院では心臓移植までの橋渡しとしての左室補助人工心臓（Left ventricular assist device；LVAD）の植え込み手術を積極的に行なっており，LVAD関連の感染症を2年間で3例経験した．

どこのプログラムでも傾向は同じかもしれないが，内科系または外科系ICU医師の中には自分たちで何でも判断できるという万能感を持っている人々がいて，感染症科医師になかなかコンサルトをしてくれず，フェローがICU症例を豊富に経験しにくいという悩みがあった．感染症フェローのプログラムによって，経験できる症例の内容には差があると思われ，プログラム応募や面接の際によく情報収集することをお勧めする．

2年目のリサーチ活動

フェロー2年目の10カ月間は，リサーチの経験をさせてもらえる期間であった．週半日ずつの一般感染症外来とHIV外来以外の時間は，朝か

ら晩までリサーチ活動をすることができた．何のリサーチを行なうかは，様々なアテンディングにヒントをもらったが，結局は自分で決めるしかなかった．

　ユタ大学の関連病院であるLDS病院には，感染制御を専門に行なっているナースが2人いて，疫学感染制御部門には過去10数年以上の培養検査データ，抗生剤使用に関するデータがコンピューターに蓄積され，それを解析する専門のスタッフがいた．朝から晩まで部屋に閉じこもってひたすら文献を読みあさり，何のリサーチをするべきかを2－3カ月間考えた．その結果，自分の研究テーマとして，「黄色ブドウ球菌に関する疫学」および，「Community acquired MRSAに関する疫学」を選んだ．これらの研究結果2つを2007年の米国感染症学会でポスター発表できたことはよい経験であった．

　リサーチ活動を経験して感じたことは，日本の地域臨床医のように日々患者診療に追われている身では，リサーチ活動を行なうのは甚だ困難であるということだ．また，米国には臨床医がリサーチを行なうための医師以外のスタッフやリソースが圧倒的に充実しているし，感染症科アテンディングたちは，フェローを指導する病棟デューティ期間以外は，研究に集中できる期間が確保されていた．

自分の成長に必要な日々

家族と過ごしたユタの生活

　元来引っ込み思案の私は，家族の存在があったからこそ海外生活でより多くの人々と楽しい交流が持てたように思う．一般的に米国民は仕事と同じくらいかそれ以上に家族と過ごす時間が大切であるという価値観を持っている．仕事のオン・オフは明瞭で，学会や勉強会が日曜日に開かれることはなく，日本にいた頃と比べて圧倒的に家族と過ごす時間は確保された．

　ソルトレイク市は周囲を山々に囲まれ，休日には家族でハイキングに出

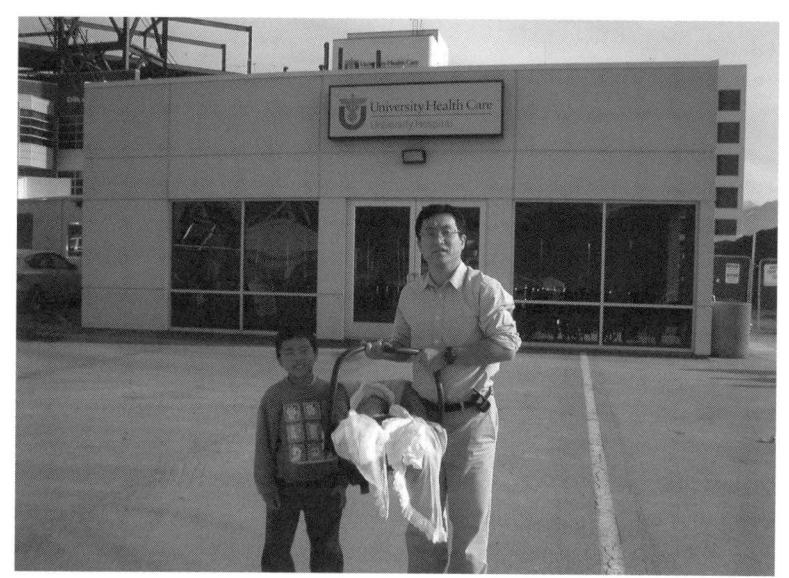

▲ユタ大学病院前で，産まれたばかりの娘，小学校3年生の息子と

掛けたり，冬には小学校3年生の息子をスキー教室に連れて行ったりしてアウトドア生活を楽しんだ．また，長期の休暇には家族でイエローストーン，ザイオンなどの国立公園まで遠出し，米国の雄大な景色を堪能した．

　フェローの2年目には待望の女児が誕生したが，5日間の産休を取らせてもらった私は，帝王切開術後4日目に退院した妻の身の回りの世話，家事，赤ちゃんの世話を存分にすることができた．近所に住む日・韓・イラン・米国人の妻の友人たちが，産後約1カ月もの間代わる代わる夕食を届けてくれたことは大変ありがたく，ユタの人々から受けた温かさは忘れられない思い出になっている．

帰国する際の勤務先選び

　帰国後どこに勤務するかはその後の人生を左右する大きな決断である．勤務先を選択する際に決め手となることは，自分が何をしたいと考えているのか，そして人との出会いではないだろうか．

【留学先の情報】

Harry Rosado-Santos, MD
Program Director
Division of Infectious Diseases
Department of Internal Medicine
The University of Utah School of Medicine
30 North 1900 East, Room 4B319,
Salt Lake City, Utah 84132
Tel: +1-801-581-8812
Fax: +1-801-585-3377
URL ● http://medicine.utah.edu/internalmedicine/infectiousdiseases/

　私の場合は，総合内科医を育てるための教育を地域の病院で行ないたいという思いが強く，感染症科は subspecialty として位置づけていた．このため，かつての恩師である松村理司先生を頼って現在の民間病院に勤務することにした．しかし，米国で感染症科フェローシップを修了した医師の多くは，日本で感染症教育および診療に専念したいと考えるのが普通であり，感染症科専門医としてのポジションを求めるであろう．

　何もない所に感染症科を開拓するのか，すでにある感染症科をさらに発展させるのか，日本の感染症医療・教育を変えていくために影響力を発揮しやすい場所か，リサーチ活動が継続できるか，よき理解者がいるか，家族の生活の場としてどうか，両親の住まいからの距離はどうか，など検討すべきことは多いが，一般的にスタッフの揃った比較的規模の大きい病院や大学病院などを選択する場合が多いように思う．

ひとつの山の頂上から次の山へ

　2年間の感染症科フェローシップを終えて思うのは，自分にとっては比較的下位に志望したプログラムであったが，実際に行ってみると，ユタの

プログラムでなければ出会えなかった素晴らしい人々に出会い，自分の興味に合致するリサーチはユタであればこそ叶えることができたと思う．まさに，自分の成長にとって必要な場所に自分は行くことができたのだと確信している．そして，内科レジデントと感染症科フェローの合計5年間の研修を終えた現在，渡米前に夢見ていたひとつの山の頂上に立つことができた喜びを感じている．
　今は気持ちを新たに，臨床内科医・臨床感染症科医の育成という次の山を登り始めたところである．昨今多くの諸先輩がたのご努力により医学生，若手医師に対する総合内科・感染症教育が日本各地で活発に行なわれるようになったが，私自身もこれらの活動に微力ながらも参加していこうと思う．地道に人を育てていくことが今後私に与えられた役割であるように思う．

【参考文献】
1) Epidemiology of Staphylococcus aureus in Three Urban Hospitals in Salt Lake City, Utah, 2001-2006
2) Six-Year Hospital Surveillance of Nosocomial Methicillin-Resistant Staphylococcus aureus Infections at LDS Hospital, Salt Lake City, Utah.

chapter 5

知識と経験のある専門家が求められるとき

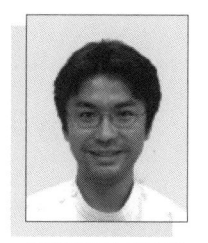

武蔵野赤十字病院
感染症科
本郷偉元

July 2001-June 2004
Resident
Internal Medicine
Beth Israel Medical Center

July 2004-October 2006
Clinical Fellow
Infectious Diseases
Vanderbilt University School of Medicine

❖要旨❖

　わたしは日本で5人目のアメリカで正式に感染症フェローシップを終了した人間である．わたしの前におられるのは，喜舎場朝和先生（元沖縄県立中部病院），青木眞先生（感染症コンサルタント），矢野晴美先生（自治医科大学），岩田健太郎先生（神戸大学）である．アメリカではすばらしい感染症のトレーニングを受けることができた．人生の宝物である．
　帰国後は武蔵野赤十字病院で働いている．感染症科を2008年度から立ち上げてもらった．日本の臨床感染症に少しでも貢献すべく鋭意努力中である．

わたしが考えるアメリカに行く意義

　今でもそれなりに多くの医師，医療従事者がアメリカで研修を受けたいと思っていることと思う．

　なぜアメリカに行きたいと思うのだろうか？　アメリカに行く意義は何なのだろうか？

　多くの場合，アメリカに行くのは"個人的な"理由だと思う．日本では受けることが難しいトレーニングを受けたいから，日本で経験できる症例の内容や量に不足があるから，アメリカに住みたいから，家族や彼氏・彼女がいるから，などなどではないだろうか．つまり，よく言えば自己実現であり悪く言えば自己満足である．が，この個人的な希望を叶えること，そしてそのために努力すること，にはとても意義があると思う．

　わたしが思うに，以下のような点がアメリカに行く意義のように思う；

日本が遅れている分野のトレーニングを受ける

　わたしが経験した感染症以外にも，リウマチ学（Rheumatology），アレルギー学（Allergy and immunology），集中治療学（Critical care medicine），小児の各専門科（小児感染症科，小児集中治療，小児消化器科，小児リウマチ科などなど），などは日米でまだまだ差がある分野だと思う．これらのトレーニングをアメリカで受けた日本人医師の回診やレクチャーに，目から鱗のような経験をされた読者も多いであろう．

すぐれた教育を受ける

　アメリカではチームによる屋根瓦式の教育システムが確立している．医学生－レジデント－フェロー－指導医というふうに，レベルが少しずつ違う各段階の者たちがチームで毎日回診する．レジデントは医学生に雑用を含め仕事をしてもらうかわりにその学生を教える．フェローはレジデントに同じことをし，指導医はフェローに同じことをする．この裾野の広さと

屋根瓦にも数段階がある，ということが極めて大事である．

実際に屋根瓦を眼に浮かべてほしい．下のほうのは瓦の数が多い．つまり学年の若い医師ほど数が多いのである．そして瓦の枚数や高さは段階的に変化していく．つまりレベルが少しずつ違うようになっている．指導医の監督さえあれば，医学生を教えるのはレジデントのほうがよく，1年次レジデント（インターン）を教えるのは2年次以降のレジデントのほうがよく，2年次以降のレジデントを教えるのはフェローのほうがよいのである．

なお，この"裾野の広さ"の重要性は，医師個人に関してもあてはまる．例えば，内科系の専門医であるためにはその前に内科医である必要がある．内科系専門医であるには少なくとも内科系各科の基本的な研修を受け，広い裾野を持っている必要があるのである．

わたしの恩師の1人である沖縄県立中部病院の遠藤和郎先生が，"富士山が美しいのはその裾野が広いからだ"と仰った，と人づてに聞いたことがある．その通りだと思う．

症例のバラエティーと量を経験する

アメリカでは医療や臨床教育の質の確保のため医師，とくにトレーニング中の医師が豊富な症例を経験できるシステムになっている．例えば，アメリカの外科系レジデント／フェローの手術症例数，循環器内科フェローのカテーテルや経食道エコーの数などは日本とは相当の開きがある．

"豊富な症例を経験する／近くで診る"ことの重要性はいくら強調しても強調しすぎることがない．わたし自身，勉強する時間はあるけど症例があまり豊富でない vs 症例は多いが勉強する時間をあまりとることができない，のどちらがいいのか，フェローシップ中まで答が自分の中で出ていなかった．この質問を人間的にも医師としても尊敬できる指導医に聞いた時，彼は「Igen，患者さんはひとりひとり違うんだよ」と教えてくださった．なお，これで思い出すのは，わたしが沖縄県立中部病院でインターンだったとき，当時の真栄城優夫院長先生が同じことを言っておられ

たことである．

　感染症の分野でもアメリカには世界中からの移民がいることもあり症例のバラエティーは豊富だったし，教育病院にいたので数も豊富であった．また日本ではいまだに認可されていなかったり，残念ながらマーケットから消えてしまった，非常に貴重で重宝する抗菌薬（これには枚挙にいとまがないが，例えば中枢神経にも移行性がある黄色ブドウ球菌感染症に対する第一選択薬であるナフシリンなど）をアメリカでは使うことができた．

異文化に住む

　アメリカでは病態の診断，治療などなど何をディスカッションする／行なうにもエビデンスが重視される（もちろん優れた医師の経験も重視されている．アメリカの医療を語る時，この点がしっかりと伝えられることが少ないのは残念である）．多様な背景を持つ人たちが世界中から集まってできている国であるので，当然のことでもあろう．相手をちゃんと納得させることができなければならないのである．

　そして指導医レベルになると契約は成果主義となる．もちろん医師不足のような地域では医師であるだけで重宝されるかもしれない．が，たとえそういう場所でも成果が期待され，それをあまり達成できないと解雇されることもある．

　日本では"仕事をしない"医師でも契約の内容や期間がはっきりしていないので，ダラダラと同じ場所や医局に居続けることも多い．もちろんこれにはよい点もあるかもしれないが，前に進もうとする，あるいは前に進まざるをえない組織にとっては，こういう医師や職員がいるだけでリスクであることがアメリカでは当然のこととして認識されている．

　なお，異文化に住む，ということはとてもいいことだと個人的には思っている．わたしは小さい頃から海外に興味があり，海外旅行や海外の文化などを紹介するテレビ番組が好きであった．また中高時代には"日本と国際社会の中で生き生きとした力になる"ように，と刷り込まれた．大学時

代にはアルバイトをしてお金が貯まったらホームステイやバックパック旅行をした（バイトで稼ぐお金なのでたくさんは行けなかったが）．初期研修もアングロアメリカン方式の沖縄県立中部病院の試験を受け，採用してもらった．

アメリカで研修を受けようと思っている医師や医学生は，実は他の仕事をしていたとしても海外勤務を望むのではないだろうか……．

よいフェローシップに入ることの重要性

これに関しては今では本書をはじめ，多くの情報があることと思う．それらを参考にされたい．

留意すべきは，日本と比べ教育が均質化されているアメリカでも，やはりよいフェローシップ・プログラムでトレーニングを受けることは極めて大事である，ということである．レジデンシーならそれほどでもないプログラムで研修を受けても，次のフェローシップでよいところに入ればよい（それには相当の努力が必要でもあるが）．が，フェローシップは一度入るとそのあとは多くの場合臨床トレーニングからの卒業となる．したがって，よいフェローシップに入ることはとても重要である．

指導医は世界的な人たち

南部のハーバード

では，わたしが実際に修了したバンダービルト大学（Vanderbilt University School of Medicine）感染症科フェローシップについて以下に書いてみる．

わたしは2004年からバンダービルト大学で感染症科フェローシップを始めた．バンダービルドは南部のハーバードとも言われる名門メディカルセンターであった．感染症科の指導医は25人ほどで，各学年に5人の

フェローがいた．指導医は世界的な人たちも多く，感染症の教科書であるマンデルの共著者もたくさんいた．

　ローテーションでは，①大学病院のエイズ患者を中心とする感染症，②大学病院の一般感染症コンサルテーション，③退役軍人病院の一般感染症コンサルテーション，④大学病院および退役軍人病院の移植感染症コンサルテーション，⑤関連私立病院の感染症コンサルテーションの5つを経験した．

　アメリカでは感染症科はコンサルトを受けるだけのことが多いが，バンダービルトは入院ベッドも持つまれなプログラムであった．外来は週に1回でHIV/AIDS患者を診た．このクリニックも全米で高い評価を受けているHIV専門クリニックであった．フェローは患者1人を診るたびに指導医にプレゼンテーションしチェックを受けた．リサーチでは中枢神経感染症の臨床やエーリッキア症というアメリカ南部に多いダニ媒介感染症の臨床を行なった．

　他には，結核外来，小児感染症科，トラベルクリニック, SHEA（Society for Healthcare Epidemiology of America）のオンラインのHospital epidemiologyのコースの受講，IDSA（Infectious Diseases Society of America）での学会発表，などなども経験させてもらった．

毎日のように行なわれるカンファレンス

　カンファレンス類も豊富であった．週に1度は症例カンファレンスがあった．もちろん診断名は伏せてあり，年齢や主訴，病歴などから診断や起因微生物を当てる形式であった．毎週3症例が検討された．指導医が司会し，フェローが症例をプレゼンテーションし，その場で指名を受けた別の指導医が問題解決していく方式であった．臨床ローテーション中のフェローはこのカンファレンスで2週間に1度は症例を発表し，簡単な文献的考察を加えなければならなかった．そして優秀かつ人格者である指導医たちの思考プロセスから学ぶことはまたとない極めて貴重な教育機会であった．またジャーナルクラブもあったし，HIVクリニックでも毎週症例検討

会があった．

　上記のほかに，微生物検査室では毎日 Plate rounds（興味深いグラム染色・培地上のコロニー・培養過程／結果，などを臨床像もあわせディスカッションする）があったし，医学・医療のほぼ全分野のカンファレンスがキャンパスの至るところで毎日のように行なわれており，ほとんどのカンファレンスに自由に参加できた．

　本当にすばらしい教育を受けることができた．そして，そのすばらしさを十分に活かしきれなかったのも事実である．

　こういう経験ができたのはわたしの人生の宝物である．

アメリカ帰りの活躍できる場

"ゼロサムゲーム"の虚しさ

　以前と比べ，アメリカ帰りが日本で評価・活躍できることが多くなってきていると思う．昔は現在と比べると医局講座制が強く，力量のある医師でも今ほどは評価されなかったであろう．

　そういう意味で，日本でも始まった初期研修のマッチング制度は大変よいものであった．そんな中，その初期研修制度が覆されようとしていることは，日本の将来を考えた時に大変不幸なことだと多くの人たちが思っていることは周知のとおりである．本来なら，やるべきことは初期研修制度をさらに充実させ，各専門科で後期研修制度を作っていくことであるのに……．

　アメリカで研修を受けた人間でなくても，誠意や長期的視野のある人間ならば，こういうゼロサムゲームやそれ以下のことを行なう虚しさ・哀しさが分かると思う．"ゼロサムゲーム"とは，関係者の利益不利益の合計がゼロになることであり，誰かが利益を出すと他の誰かが不利益になるという理論である．これを続けていても，全体として何の利益もないのである．本来ならば前に進み，国民の健康・健全のために研修制度を発展させ

> 【留学先の情報】
>
> Richard D'Aquila, MD
> Division Chief
> Contact Information
> **Ms. Robbie LoupÈ**
> Division of Infectious Diseases
> Vanderbilt University School of Medicine
> A2200 MCN
> 1161 21st Avenue South
> Nashville, TN 37232-2582
> Tel: +1-615-322-8972
> Fax: +1-615-322-3171
> e-mail ● idfellowship@vanderbilt.edu （医局秘書；Ms. Robbie LoupÈ）
> URL ● http://medicine.mc.vanderbilt.edu/Templates/TemplateDivision.aspx?qs=cElEPTE4

なければならないのに……．限られた視点からの短期的な改善だけでは足りないことがたくさんあるのである．

研修医を中心にさらなるレベルアップを図る

　さて，わたし自身であるが，帰国後は武蔵野赤十字病院で働いている．不満もいっぱいあるが，総合的にはよい病院だと思っている．

　感染症診療に関していうと，まさにマイナスからのスタートであったが，周囲の理解や協力があり，少しずつではあるがよくなってきている．

　アメリカの感染症診療では忘れ去られた感のあるグラム染色の重要性も強調し，研修医たちを中心になるべく広めようとしている．2008年の7月4日（アメリカの独立記念日である）にERにスメア室（グラム染色室）を作り，今ではなくてはならないものになっている．血液培養も2セット採取を標準化し，2セット採取率もかなり向上してきた．

抗菌薬の適正使用も推進し，2008年度には採用抗微生物薬を24種類削減した．2009年度も今のところ2種類削減予定である．またカルバペネム系抗菌薬をはじめとする抗菌薬の使用届け出制度を開始したし，静注抗菌薬の投与指示は「アサ・ヒル・ユウ」などではなく，必ず均等な時間間隔でオーダーしてもらうよう改革中である．また初期研修医を中心に感染症のレクチャーをなるべく毎週行なうようにしている．
　また細菌室のさらなるレベルアップを図るべく，少しずつではあるが努力しているところでもある．
　上記のようなことを行なう際に，わたしがアメリカで臨床感染症のトレーニングを受けてきた，というのはやはり効果的に働いていると思う．本来ならば患者さんのためになる正しいことなので誰がやっても，あるいは旗を振ってもよいのであるが，やはりそこは知識と経験のある専門家が求められるのである．

＊　　＊　　＊

　アメリカから帰国して早いもので数年がたつ．自分が受けた恩を自分より若い人たちにフォワードしたいと思っている．恩返しはその人にしなくても別の人にしたほうがその恩人は喜んでくださるのではないか，とわたしは思っているのである．
　武蔵野赤十字病院感染症科では短期研修や見学も随時受け付けています．ご希望の方はホームページを参考にしてお問い合わせください．

chapter 6

卒後11年目にして巡ってきたチャンス

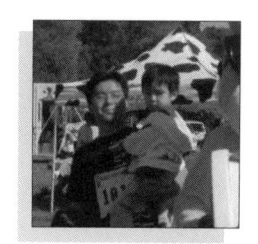

東海大学
内科学系総合内科
柳　秀高

July 2005-June 2008
Clinical Fellow
Wake Forest University School of Medicine
Section on Infectious Diseases
Department of Internal Medicine

❖要旨❖

　日本の大学病院で総合内科の立ち上げに携わっているうちに，感染症をもつ患者の数の多さ，適切なマネジメントの重要さに気付いた．そんな時に総合内科にティーチングに来られていたウェイクフォレスト大学感染症科のDr. Ohlと知り合えたのは幸運であった．卒後11年目のことであった．米国での研修は英語力が問題であったが，集中的に感染症のコンサルテーション，HIV診療，旅行外来，ウイルス性肝炎診療などを経験でき大変有意義なものであった．子どもたちが現地の幼稚園，小学校で勉強し，異文化に触れることができたことも収穫だった．

2005年6月の下旬，私たち一家（つれあいと3歳，5歳の子ども2人）はシカゴオヘア国際空港からアメリカ合衆国へ入国した．嵐のため2時間遅れになり，国際線のジャンボジェットから小さな飛行機に乗り換えてノースカロライナ州グリーンズボロ空港に到着したときには夜中になっていた．出迎えてくれたのは感染症科セクションヘッド（主任教授）のDr. Sherertzであった．主任教授自ら出迎えてくれるフットワークの軽さに驚きつつも，慣れない場所で初めて道路の右側を運転せねばならぬ身にはありがたかった．

すべては総合内科立ち上げから始まった

大学病院での試み

　話は数年さかのぼる．私は2001年の4月から東海大学総合内科の立ち上げに参加した．大学病院での総合内科の立ち上げは市中病院でのそれと比較すると労力は何倍もかかり，成果は上がりにくいと思われる．大学病院ではジェネラリズムの軽視や，科の間の壁が厚く，患者を中心に協力し合うという雰囲気が醸成されにくいことも大きな原因と考えられる．
　また，内科医でも広く内科一般の研修を3年程度は行なってから自分の専門に入るというシステムがそれまではなく，新しい患者のアセスメントでさえ，鑑別診断が自分の専門分野に限定してしまう傾向が強かった．自分のよくやる検査を行なって問題なければうちではありません，ということになりがちであるが，当時の医学部長であった黒川清先生を中心に，総合内科を創設し，一般内科研修を充実させようという機運が盛り上がり，人員が召集された．そのうちの1人が私であった．
　私は当時沖縄中部病院の非常勤医師として呼吸器内科の宮城征四郎先生のもとで後期研修を行なっていた．それより以前には亀田総合病院などで総合内科の，また虎の門病院などで腎臓内科の後期研修は行なったが，大学病院で総合内科の立ち上げをすることになるので，もう少し勉強を積み

たいと思った．

　そこで，沖縄中部病院で徳田安春先生が中心となって運営されていた総合内科でわずかの時間ではあったが勉強させていただくことができた．沖縄中部病院では1カ月のみではあったが，感染症科の喜舎場朝和先生，遠藤和郎先生のもとで研修を受けることもできた．この病院の医師たちのレベルの高さとプロフェッショナリズムに驚愕し，わが身の非力さを嘆きながらも，少しでも何かを吸収しようと励んだ．指導医のみならず，研修医も非常に優秀な人が多く，今では有名指導医になっておられる人の精力的な仕事ぶりなども間近に見ることができ，刺激的な毎日であった．

　この時点では，感染症科の医者というのは喜舎場先生のような雲の上の先生にして初めてできるもので，自分がまさかその分野を勉強するために渡米できるなど，想像すらでき無かった．

ドリームチーム構想

　東海大学は神奈川西部にある唯一の大病院であり，大学病院ではあるものの地域の基幹病院としての機能も担っているので，コモンな疾患から重症，難病まで集まってくる．総合内科創設時は須藤博先生（現大船中央病院）が1人で運営されていたが，研修医と一緒に救急部に泊まり込んで救急患者を入院させたという．私は創設2年目から参加したのだが，救急に力を入れるのは良いやり方だと思った．

　患者の入口としては外来か救急があるが，総合内科は救急をやったほうがプログラムの質が向上する．社会的なニーズもあり，研修のためにも重要で一石二鳥である．一方，この内科当直制度に巻き込まれた内科の臓器別専門家には自分の専門以外の疾患や病態を診ることを強いるなど，いろいろな意味で評判はあまりよくなかったかもしれない．もちろんこのような状況を楽しめる頼もしい専門医もいたのだが．

　現内科教授の高木敦司先生，准教授の遠藤正之先生のもと，現場の実働部隊として須藤先生，米国消化器内科専門医の小林健二先生と私は最初の数年馬車馬のように働いたが，3人とも外からきたこと，社内政治ができ

ないキャラであったこと，などが災いしたのか，周囲との軋轢は相当のものであった．この状況を打開したのが黒川清先生の後で医学部長になられた，堀田知光先生のドリームチーム構想であった．

　これは各科で臨床が抜群にできて，人望も厚い中核となる人物を総合内科に集める，という試みである．これにより東海大生え抜きの，良識があり，臨床の腕も確かな医師とのコラボレーションが可能となり，その後総合内科の院内における存在感は急速に高まっていった．血液内科の小川吉明先生，呼吸器内科の浦野哲哉先生，現診療科長の小澤秀樹先生，医局長の福田竜基先生もこの時から加わってくださったのだが，これらの方々のご努力なしに総合内科の発展は語れない．東海大学創設者の松前重義博士が研究は1つのオーケストラである，と言ったが，臨床も同様である．

多彩な感染症患者

　このように総合内科が順調に成長すると，寝たきりの誤嚥性肺炎や不明熱患者ばかりではなく，多彩な疾患を取り扱うようになった．髄膜炎菌血症で目の前で心肺停止となり，私が即座に蘇生し，数カ月の後に車イスではあったが，元気に退院した若い女性など，集中治療を必要とする重症感染症患者も日常的に診るようになった．また，耐性度の高い緑膿菌やStenotrohpmonas maltophiliaなどによる重篤な感染症に対処する機会も増えた．

　定期的にレクチャーに来てくださっていた感染症コンサルタントの青木眞先生にメールなどでお聞きしながらなんとか頑張ったが，お忙しい青木先生にご迷惑をおかけすることもあった．きちんとした感染症のマネージメントの重要性に気付き，自分で正式に勉強したいと切実に感じるようになった．このような時に偶然ウェイクフォレスト大学（Wake Forest University School of Medicine）感染症科のDr. Ohlがティーチングのために東海大を訪れた際，出会えたのは幸運であった．

　東海大学とウェイクフォレスト大学は以前から医学生レベルでの交流があり，東海大学の学生はほぼ切れ目なくあちらに留学にいっていた．Dr.

Ohlは実は相当の日本通でご自身の大学生時代に早稲田大学に留学しており，医師になってからも横須賀の米国海軍病院の指導医として日本に数年滞在していたこともある．

　Dr. Ohlの滞在するホテルと大学の間の車の中などでこのころ抱えていた臨床感染症に関する疑問点をぶつける中で，実は自分は米国の感染症プログラムで勉強してみたいと思っている，と思いきって話してみた．私の問題意識，向学心を認めてくださったのか，ECFMGが取れていればその次の年のフェロー選考でサポートできるかもしれない，とのお言葉をいただいた．

　それまでUSMLEに興味はあったが受けたことはなく，つぎのフェロー選考まで半年間という短い期間ではあったものの，急ピッチで準備を進め運よく合格することができた．Step 2のClinical skillに対してはニュージャージーのKaplanで行なわれる1週間のクラッシュコースを受け，その直後に本番の試験を受けることにした．試験地はスケジュールの関係で偶然ロサンゼルスになったが，噂では最も合格率が高いという（未確認情報）．

メンターに恵まれて

　ウェイクフォレストはウィンストン・セーラム（Winston-Salem）という小さな街にある小規模な大学である．同じノースカロライナにはデューク（Duke）やノースカロライナ大学チャペルヒル校（University of North Carolina, Chapel Hill）などの有名校があるが，これらに次ぐ大学という位置づけであった．Wake Forest University Baptist Medical Center（以下，WFUBMC）というのが付属病院の正式名称である．大学自体は学費の高い私立大学で，医学生は育ちのよい人が多いという印象であった．一方，付属病院WFUBMCのプログラムは結構レベルが高く，レジデントやフェローも優秀な人が多かったように思う．

英語

　当初英語で苦労することは容易に想像できた．そしてその想像は現実のものとなった．渡米前にベルリッツのイマージョンコースをとったりもしたが，才能がないためかまったく上達しなかった．このコースの一般的な評判はよいようなので私の才能不足なのだろう．特に電話での受け答えが困難であったが，内容をすべてメモに書いて分からなければそのつど聞きなおすことで大きな失敗はなかった．

　言葉の問題で，同じことをするにも米国人の同僚の1.5倍は時間がかかったので，病棟コンサルトサービスの週は朝5時30分ころに仕事をはじめ，夜終わるのが10時近くなることもまれではなかった．フェロー1年目の最初はしばらく病棟コンサルトサービスであったので子どもたちが起きる前に出勤し，寝てしまってから帰宅という生活で寂しかったのを覚えている．

プログラムの概要

　私が1年目のフェローであった時のコンサルトチームは1チームのみで，コンサルトの数が10－15程度もあることが多かった．フェローとレジデント，医学生で3－5人のチームであったが，医学生はあまりたくさんのコンサルトを素早く診ることはできなかったので，フェローとレジデントで相当数を診る必要があった．

　1つのコンサルトをこなすのにほぼ1時間程度かかったので，以前からフォローしている患者を診て，新たなコンサルトの話を聞き，カーブサイド（フェローが答える，電話，口頭だけの簡易コンサルト）に対応しながら，午後2時のラウンドまでに新しい患者をすべて診終わるのは朝6時前から仕事を開始しても，かなり難しかった．しかし，不思議と火事場の馬鹿力で完了できることが多かったように記憶している．

　ウェイクフォレスト大学の感染症フェローの定員は2人と3人が1年おきであり，大きいプログラムではないが，症例数はかなりあり，1人当たりの症例が数多くなったので大変勉強になった．

表1　ウェイクフォレスト大学感染症科プログラム

サービス
✓ 入院患者コンサルトA- 免疫不全，移植患者，ICU 　― フォローする患者数：平均すると20－30人程度 　― 新しいコンサルト件数：5－15件／日 ✓ 入院患者コンサルトB-，総合内科，整形外科（骨髄炎など）からのコンサルト 　― フォローする患者数：平均10人程度 　― 新しいコンサルト：5件／日 ✓ 外来サービス 　― Urgent care clinic 　― トラベルクリニック ✓ VAクリニック（HIV，Hepatitis） ✓ 継続外来（週に半日）

カンファレンス
✓ ID case conference 　― 1回／週 　― 5週に1回あたる ✓ Mortality and morbidity conference 　― 1／月 　― 1回／5カ月に1回あたる

レクチャー，勉強会など
― Didactic lecture（週に1度） 　・感染症アテンディング，細菌学者，PharmDなどが毎週 ― 抄読会 　・1回／週 　・アテンディングも読むので，5－6カ月に1度あたる ― IDSA, ICAAC, Johns Hopkins ID fellow's course, SHEA Epidemiology Course, ID Board Review Courseなどへの出席（基本的に費用はプログラム負担）

Elective, Option
― Elective: 小児感染症，STIクリニック，MD Anderson ― Master Course for Public HealthかCritical Care Medicineを3年目で取るオプションもあり

リサーチ
― リサーチ活動：メンターについて教科書の1章を書くかPeer reviewed journalへの投稿が目標

卒後11年目にして巡ってきたチャンス● chapter 6　　89

私の mentor

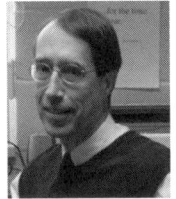

Dr. Peacock

プログラムディレクター．臨床で絶大な信頼感があった．WFUBMCに所属する臨床医の中で最も信頼され，人望が厚いという評判と，レジデントたちは噂していた．血液疾患患者など，非常に病歴の長い人でも，すべての病歴を明らかにし，あらゆる鑑別診断について熟慮するので，1日に15人もコンサルトがあるような場合には朝6時から夜9－10時までかかることもまれではなかった．

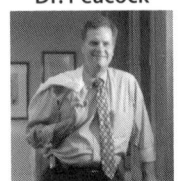

Dr. Ohl

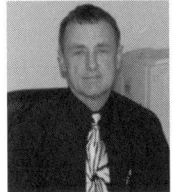

プログラムの Co-director．トラベルクリニック，Antimicrobial stewardship などが専門．ノースカロライナの結核コントロールの責任者でもある．日本通であり，デスクトップ PC のスクリーンは『となりのトトロ』であった．感染症ケースカンファレンスなどで鑑別を挙げるときの感染症にかぎらない知識の広さは相当なものだ．

Dr. Sherertz

前セクションヘッド．カテーテル関連感染の大家．IDSA の Guidelines for the Management of Intravascular Catheter-Related Infections の著者の1人である．知的かつ的確な発言が印象的な人である．Active surveillance についてのリサーチや，Catheter-related bloodstream infection についての book chapter の執筆などで大変お世話になり，文字通りメンターであった．

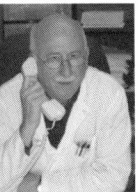

Dr. Pegram

HIV 診療の大家．Pre-HAART era にサンフランシスコ総合病院（San Francisco General Hospital）にて HIV の研修をして以来，HIV 感染症と闘ってきた．一般感染症から HIV，そして移植感染症までなんでもオールマイティにできる．WFUBMC にはもう40年勤続している大ベテランである．

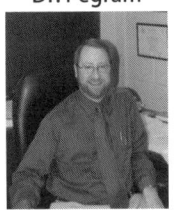

Dr. High

現セクションヘッド．免疫不全患者の感染症，高齢者の感染症などが専門で IDSA の Clinical Practice Guideline for the Evaluation of Fever and Infection in Older Adult Residents of Long-Term Care Facilities: 2008 Update by the Infectious Diseases Society of America の 1st author である．頭の回転がとても速くついていけないこともあった．

以上のすべてのアテンディングが General Internal Medicine の指導医も時々やっていたことを申し添えておく．

プログラムの構造は，
1．免疫不全患者，ICU 患者のコンサルト
2．一般感染症のコンサルト
3．急病外来，VA 外来，トラベルクリニック，退院後フォローアップクリニック（ほとんどは骨髄炎などのフォローアップ）

などの on service がフェロー 1 年目は 39 週，2 年目は 21 週あった．これに当たらない週は主にリサーチとケースカンファレンス，抄読会の準備に充てていた．ケースカンファレンスは 5 人のフェローが順番に当たるので，5 週に 1 回は Grand round 並みに 1 時間発表するデューティであったのでかなり大変であった．

免疫不全，ICU 患者のコンサルトは血液内科，移植外科，集中治療科などから来るものが多かった．これが最も大変で，上記のように 5:30AM － 10:00PM まで昼食なし（もしくは自動販売機で購入できるスニッカーズとコークを病棟でとりながら，など）で働き通しということもまれなことではなかった．米国の病棟では指導医もコークを飲みながら仕事をしていることもあり，私も「郷に入っては郷に従え」とばかり ICU でコークを飲みながらコンサルトシートを記載したりもした．日本では考えられないことではあるが．

一般感染症のコンサルトは主に総合内科と整形外科，形成外科から来た．通常感染症コンサルトチームは実際の指示は出さないのが常であったが，整形外科だけは例外で先方の強い要望により，感染症フェローが直接コンピューターシステムを操って指示を出す必要があった．

外来サービスは大学の急病外来，在郷軍人病院（VA）のクリニック，トラベルクリニックからなる．大学の急病外来では急性期の抗ウイルス薬を変更中か，感染性，非感染性の合併症を起こした HIV 患者を診ることが多かった．自分のいつも診ている患者が合併症を起こしてもその日の急病クリニック担当のフェローが診て，自分は予約の患者だけで手いっぱいということも起こり得る．他に肝炎や骨髄炎のフォローもあった．

サリスバリー（Salisbury）という街にある VA クリニックにも車で 1 時

間くらいかけて通ったが，ここはほとんどが HCV 患者で，治療を数多く経験した．旅行外来は Dr. Ohl の指導のもとで行なった．Travax という定番の有料のウェブリソースを参考にして推奨を決め，患者さん（Client?）にもプリントアウトして渡していた．HIV クリニックと違い，自費で診療に来ている人であり，旅行前なので世間話もしなければならず，英語でそれまで以上に苦労した．

　これらとは別に常に継続して感染症外来を診る（Continuity clinic）が週半日あった．この外来はどのサービスについていても原則継続して行なうもので，主に HIV 感染症と肝炎（HIV 合併例，非合併例含め），さらに骨髄炎のフォローアップの患者からなる．日本にいたとき HIV 患者は 5，6 人しか診たことがなかったので，大変勉強になった．2 年間の外来でたった 1 人だけ私の英語が何言っているかわからないので担当医をかえろ，という要望が出されたが，1 例ですんだのでほっとしたものだ．

学会，勉強会

　つぎのような学会などに参加費付きで出してくれた．日本では，発表しない研修医が学会で勉強してくるということがあまり一般的でないかもしれないが，若い人にお金を出して勉強させるシステムは今後，真似したいと思う．自分の発表があってもそれが終わったらすぐに観光に出かけてしまうなどというのはもったいない．

1 年目

Annual Fellow's Course on Infectious Diseases

　ジョン・ホプキンズ（Johns Hopkins）で恒例となっている Infection control についてのコース．WFUBMC のプログラムが旅費，滞在費，参加費すべて出してくれた．大変充実した内容を短期間に聴講できた．

ICAAC 2007

　サンフランシスコで行なわれた．運よくフェロー用グラントが取れて費用のかなりを賄うことができた．もし落選しても WFUBMC が負担してく

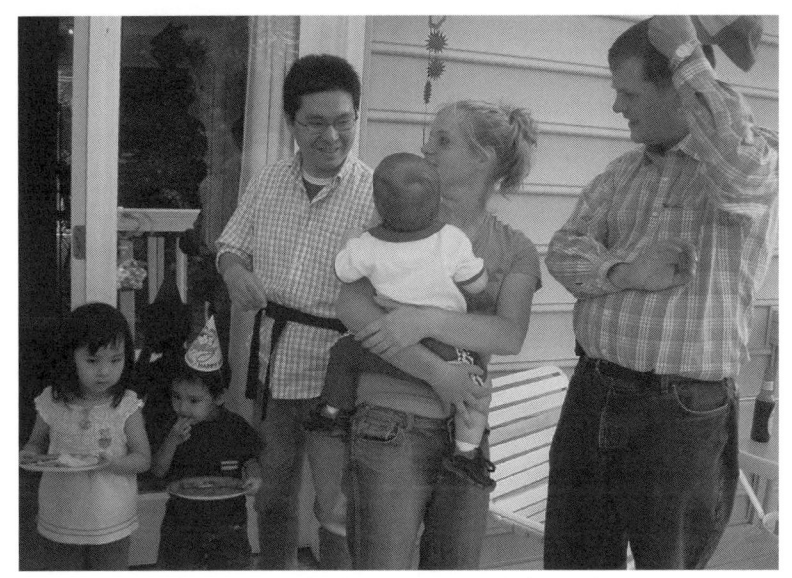

▲フェロー仲間の子どものバースデーパーティ会場（一番右が Dr. Ohl）

れる予定ではあった．日本の小児科の先生と米国で PharmD をされている日本人の先生がたもこのグラントを取られ，ミーティングで偶然出会い，楽しいひと時を過ごせた．

2年目

Remington Winter Course in Infectious Diseases

　感染症のレビューコース．Michael Scheld, Adolf Karchmer, Richard Wenzel, Jay Keystone, Michael Saag, Barbara Murray, Kieran Marr など錚々たる顔ぶれで，レクチャーは噂にたがわず，まとまっていて素晴らしいものであった．これも WFUBMC 感染症プログラムが参加費と交通費の一部を出してくれた．通例冬季にスキーリゾートで行なわれ，私が参加したときはアイダホのサンバレー（Sun Valley）であった．朝早くから昼までと夕方から夜までのレクチャーが組まれ，午後はスキーの時間に充てられていた．私は帰国も間近であったので，家族連れでいき，みなで楽しい

思い出も作ることができた．

Fundamental Critical Care Support

　集中治療のレビューコース．日本に帰国したら集中治療もやる必要があることが分かっていたので，米国滞在中に受講した．これはもちろん自費であった．スケジュールの都合で，ミシガン州で受けた．しばらく離れていた分野だったので新鮮であった．

SHEA Epidemiology Course

　Infection control の定番コース．ワシントンにて．ウィンストン・セーラムから車で6時間程度をドライブしていった．Outbreak investigation のやり方など，丁寧に教えてくれた．

IDSA 2008

　サンディエゴで行なわれた．旅費，滞在費，参加費の支給に加え，Fellow's Day という1日講義を受け続けるコースの参加費用も出していただけた．勉強三昧で幸福な4日間であった．

　リマ，ペルーあるいはジョンズ・ホプキンズでの熱帯医学コースと National Jewish Hospital の Tb コースも参加したかったが，お金と時間を作ることができなかったのは残念であった．

スタンダードな診療こそ質の高い診療

　今，東海大学総合内科に帰り，感染症コンサルトシステムを立ち上げている．感染症症例は重症，軽症を問わず総合内科に集まってくる．他の科からのコンサルトはあまり多くはないが，徐々に増加傾向にある．内科集中治療も行なっているので内科一般病棟で診ている患者が重症化しても同じ科の中で担当チームが変わるだけで，風通しは非常に良い．

　特にマイナー系の科の患者が重症化したときになど相談され，クリティカルケアを引き受けることは増加してきている．今後，正式に感染症フェローシップコースを立ち上げるべく努力していきたい．

【留学先の情報】

Dr. James Peacock
Program Director
Wake Forest University School of Medicine
Section on Infectious Diseases, Department of Internal Medicine
And Graduate School for Public Health
1 Medical Center Boulevard
Winston-Salem, NC 27157

Dr. Christopher Ohl
Co-director
e-mail ● vfair@wfubmc.edu （秘書：Vicki Fair）

　感染症コンサルト体制の確立に重要なのは信頼されることである．そのためにはスタンダードな診療をするように努力している．日本では質の高い診療というと何か名人芸や秘伝と思われがちだが，スタンダードな診療こそが質の高い診療なのだということを常識にしたいと思っている．

【参考文献】
論文
1）柳秀高「カテーテル関連血流感染　救急」『集中治療』Vol 21, No 5, 2009年, p755-762.
2）柳秀高「セファロスポリン」『臨床と微生物』33（5），2006年, p461.
3）柳秀高「感染性下痢で抗菌薬投与はどのような場合に必要か？」Meidicina 2006, 2006年, p43.
4）Hidetaka Yanagi, Robert Sherertz. Catheter-related bloodstream infection. In ìStaphylococci in human diseaseî 2009（in press）．

翻訳
　柳秀高「神経学的サポート（8章）」『FCCS プロバイダーマニュアル』メディ

カルサイエンス・インターナショナル，2009年，8章．
柳秀高『感染症診療スタンダードマニュアル』羊土社，2007年，p72-103．

アブストラクト

Active Surveillance and Hand Hygiene Campaign are associated with decreased hospital- acquired Methicillin-Resistant Staphylococcus Aureus bacteremia. K-4083 ICAAC/IDSA 2008.

chapter 7

日本の社会に根ざした感染症医療の創出

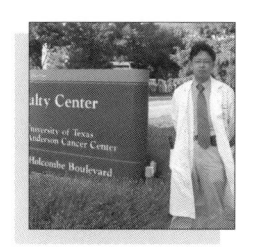

静岡がんセンター
感染症科
大曲貴夫

January 2002-January 2004
Clinical Fellow
Infectious Diseases Fellowship
program
The University of Texas-Houston

❖要旨❖

　私は感染症科医となるべく米国の感染症フェローシップでトレーニングを受けた．研修の2年間は厳しいものであったが，米国の豊かな環境の中で充実したトレーニングを積むことができた．臨床ばかりでなく臨床研究についてもその方法論を学び，具体的な成果を出すことができた．日本に帰国後は静岡がんセンター感染症科で感染症科の立ち上げを行なってきた．米国での研修で得た知識・経験は，日本にいるだけでは気づき，考えようもなかった視点を私に与えてくれている．

感染症医を目指した理由

　私は佐賀医科大学（現・佐賀大学）を1997年に卒業後，聖路加国際病院にて内科レジデントとして採用され4年3カ月の内科臨床研修を修了いたしました．その後，米国テキサス州にあるテキサス大学ヒューストン校（The Uiversity of Texas-Houston）医学部の感染症科にて，感染症専門医となるべくクリニカルフェローとして研修を受けました．

ふたりの恩師
　私の臨床での直接の恩師は聖路加国際病院　内科感染症科の古川恵一先生です．古川先生には実に多くのことを学びましたが，感染症医としてぶれずに常に真っ正面に患者さんに向き合い諦めない姿は，私のロールモデルと言えます．古川先生は私に感染症医とは何かを背中で示してくださいました．米国留学を決意したのは，古川先生の勧めがあったからにほかなりません．
　私にはもう1人恩師がいらっしゃいます．青木眞先生です．青木先生には直接診療の指導をいただいたわけではないのですが，私が感染症医を目指し始めたところから折に触れて，感染症医としてのあり方についてご指導をいただいてきました．
　人間ついつい軸足がぶれそうになるときがあります．私も将来への不安から自分を見失いそうになり一度ならずご相談しましたが，その都度「成せば成る」とご指導いただきました．なるほどその言葉は本当だなと，今更ながらに思っています．私が感染症医になったのは，この2人の恩師の背中を見ていたからにほかなりません．

なぜ，レジデンシーからでなくフェローシップから
　私の米国留学について質問を受ける際にいつも聞かれるのが，「なぜ内科レジデンシープログラムから始めなかったのですか？」ということです．

理由は簡単で「早く感染症のトレーニングを受けたかった」からです．

　私自身米国での臨床修行を思い立ったのは，私の医師としてのキャリア3年目に当時の研修先である聖路加国際病院にteachingで月に1回ずつ来られていたDr. Gerald Steinの影響です．私は当時，米国でのトレーニングにはまったくと言っていいほど関心がありませんでした．しかしDr. Steinの指導に触れて自分の臨床医としての実力のなさを自覚しました．「米国でトレーニングを受ければ，まだやり直せるかもしれない」そういう思いが米国での研修に自分を駆り立てました．

　しかしその頃の私はすでに感染症医の道を目指し始めており，「内科からやり直したい」という思いと，「はやく臨床感染症の専門教育を受けたい」という半ば相反する思いの中で揺れていました．お世話になった，そして米国留学の先輩でもある医師から「ぶれている」と指摘されました．ずいぶん悩みましたが，結果的には決心できずに内科のレジデンシープログラムと感染症フェローシップの両方にアプライしました．

　思いがけないことに，いち早くテキサス大学ヒューストン校の感染症フェローシップからオファーをいただけました．なぜオファーをもらえたのかは分かりませんが，現在自治医科大学におられる矢野晴美先生もこのプログラムのご出身であり，矢野先生にご推薦をいただけたことが決め手だったであろうと考えています．このプログラムは矢野先生がいらしたということで知ってはいましたが，まさか自分がオファーをもらえるとは思ってもいませんでした．誰に聞いても「行ったほうがいい，内科レジデンシーのあとでそのプログラムに入れる保証はない」と言われ，最終的にこのプログラムに入ることとしたのです．

　このプログラムがなぜ米国内で内科レジデンシーを終えていない外国人を受け入れたか，不思議がられることは多々ありました．しかし理由は簡単で，このプログラムは伝統的に私のような立場の外国人をよく受け入れてきたのです．例えばCandida症の臨床の世界ではすでに名を知られているLuis Ostrosky-Zeichnerは私のフェローシップでの先輩ですが，彼はメキシコから来た感染症フェローであり，私のような立場のフェローの

先例です.

　私のポジション探しは乱暴で，他の方に勧められた内容ではないです．しかし言えるのは，人が「無理だ」というのを簡単には信用しない！　ということでしょう．現に私は周りから何度も「無理だ」と言われましたが，結果的には実現しています.

年間 650 件のコンサルテーションを経験

免疫不全者感染症コースに所属

　テキサス大学ヒューストン校の感染症フェローシップ・プログラムは，一般感染症コースと免疫不全者感染症コースの2つのトラックに分かれていました．双方の研修内容の骨子は同様ですが，後者においては造血器腫瘍および固形腫瘍を有する患者における感染症の研修に特に重点が置かれていました．私は後者の免疫不全者感染症コースに所属しましたが，このコースは MD アンダーソンがんセンター（MD.Anderson Cancer Center；テキサス大学に属するがんセンター）という米国でも有数のがんセンターという環境の利点を存分に生かしたプログラムでした．このようなプログラムは当時全米でも非常に珍しいものでした.

　病棟勤務中はがん及びそれに伴う治療によって特殊な免疫状態に置かれた患者を対象に，比較的特殊な，あるいはまれな疾患を診ることが可能ですし，研究期間中には「がん患者に起こる感染症」という特殊な分野について研究を深めることが可能な環境でした．これまでにもこの施設からは好中球減少症，深在性真菌症の診断および治療，造血器腫瘍患者に起こるウィルス感染等について数多くの研究が発表されています．指導医は免疫不全者の感染症の各分野の著名なエキスパートばかりであり，厳しいながらも濃厚な指導を受けることができました.

施設ごとに特色のある研修内容

臨床ローテーションにおいては，ハーマン記念病院（Memorial Hermann Hospitality；民間の総合病院），リンドン・B・ジョンソン病院（Lindon B Johnson Hospital；郡立の総合病院）および MD アンダーソンがんセンターという 3 つの病院をローテートし研修を行ないました．各病院において患者さんの層がまったく異なり，非常に幅広い，多種多彩な感染症の診療が可能です．また外来研修としては，HIV 感染患者を定期的にフォローアップする郡立のクリニックでの研修が組み込まれています．以下に各研修病院施設での研修内容の特色を記します．

チームのリーダーとして―ハーマン記念病院―

　まずハーマン記念病院ですが，この病院はベッド数 600 床の民間の一般総合病院です．テキサス大学ヒューストン校と提携しているため，テキサス大学ヒューストン校のレジデントおよびフェローはここで研修を行ないます．この病院での感染症コンサルテーションサービスは，指導医 1 人，フェロー 1 もしくは 2 人，レジデント 2 － 3 人，そして学生 1 － 2 人という構成のチームよりなります．

　この病院のサービスは多忙で，常に 15 － 20 人のフォローアップの患者を抱えながら同時に 1 日 3 － 5 件（時には 10 件ほど）前後のコンサルテーションを受けます．コンサルテーションの内容は，内科からであれば HIV 関連の重症の日和見感染，診断に難渋している各種感染症（髄膜炎，肺炎等），骨髄炎，多剤耐性菌（VRE, Multidrug resistant pseudomonas 等）による感染症が主です．また脳神経外科，心臓外科などを含めた外科手術も盛んに行なわれているため，術後の感染症のコンサルテーションも頻繁に来ます．

　この病院での感染症フェローは，主に感染症コンサルテーションチームのリーダーとしての役割を求められました．チームに所属するレジデントや医学生の受け持ち患者すべてを掌握し，彼らの情報収集とアセスメントをチェックした上で指示を飛ばし，なおかつ指導医との回診もうまくこなさねばなりません．コンサルテーション先の診療チームとの連絡もフェ

ローの重要な仕事です．

　私は日本では聖路加国際病院という極めて過酷な研修を行なう病院で研修し，多忙な中でいかにチームを運営していくかについてはそれなりの経験を積んだつもりでいました．その経験が生きなかったとは言いませんが，しかし米国での仕事は輪をかけて過酷でした．米国という違う社会で，様々なバックグラウンドを抱えたレジデントや指導医のなかでのチーム運営は，骨が折れました．理不尽なことも数多くありましたが，そこは日本ではなく米国ですから仕方がないのでしょう．

独立した感染症医としてのシミュレーション
―リンドン・B・ジョンソン病院―

　次にリンドン・B・ジョンソン病院ですが，これはベッド数 350 床の郡立の総合病院です．患者の層としては経済的社会的に恵まれていない方が多いためか無保険者が多く，また HIV 感染者の割合が非常に高くなります．

　この病院はハーマン記念病院よりは規模が小さいため，コンサルテーションのチームは指導医とフェローの 2 人だけです．フォローする患者数は 10 人弱，1 日のコンサルテーションは多くて 3 人ほどです．扱う疾患としては前述のように HIV 感染者の割合が非常に高いため，重症の日和見感染の治療が主になります．患者の層を反映してか，HIV 感染者の方も Antiretroviral therapy に対するアドヒアランスが悪かったり，そもそも Antiretroviral therapy を受けていないといったことが多く，日和見感染の頻度や重症度も高くなりがちです．

　この病院でのトレーニングの特徴は，フェローがかなりのところまで自分の裁量でコンサルテーションをこなせるというところです．下にレジデントや学生はつかないので，teaching や監督の負荷はないためその点は気楽です．しかしこれは逆にほとんどすべてのことは 1 人でこなすという大きな責任を背負い込むことでもありました．例えば指導医は週に 2 回しか回診に訪れません．その間の情報収集やアセスメントの多くは 1 人でこなすわけです．いい加減な仕事をすれば自分の首が絞まるわけですからこれは大変です．

しかしこのローテーションは私の性には合っていたようです．このローテーションで「独立した感染症医としての業務のシミュレーション」がこなせたと感じています．このローテーションをこなしてからは，なんだか自分に自信がついたものでした．この病院では医師の数も多くないので逆に交流は多く，コンサルテーションの内容に関して気軽にフィードバックをもらえました．英語が下手で苦労していた自分ですが，「あなたのカルテはすごく読みやすい，これならわかる」と数人のレジデントに評価してもらえたことが，妙に嬉しかったことを覚えています．

経験したことのない過酷なローテーション
―MDアンダーソンがんセンター―

最後に，ベッド数800床のMDアンダーソンがんセンターです．ここで対象となるのは悪性疾患を有する患者であり，その層は大きく分けて血液悪性疾患（白血病，骨髄腫，悪性リンパ腫等）を有する患者と固形がんを有する患者に大別されます．この病院のコンサルテーション業務は非常に多忙なため，血液悪性疾患チームと固形がんチームの2つに分けられ，各々のチームに指導医とフェローが1人ずつ配置されています．

血液悪性疾患チームで扱うのは，血液悪性疾患およびその治療に伴う感染症の治療ですが，特に造血幹細胞移植後の患者が非常に多く，移植後の院内感染やサイトメガロウイルス（CMV）などのウィルス感染，深部真菌感染症（主にアスペルギルス症），Engraftment以降の日和見感染について頻回にコンサルテーションを依頼されます．患者の重症度が一般的に高いことに加え，コンサルテーションにも迅速な対応が要求され，しかもコンサルト数も1日3－5件にもなるためこのサービスは非常に忙しく，帰宅が遅くなることもよくあります．

固形がんチームにおいては，術後感染症の治療および，その他のがん治療に伴う感染症（化学療法後の好中球減少症に伴う発熱，その他日和見疾患等）の治療に関するコンサルテーションが多くなります．血液疾患を有する患者に比し免疫不全の度合いははるかに軽いものではありますが，術後の感染症などは手術部位および術操作によって起こり得る感染症および

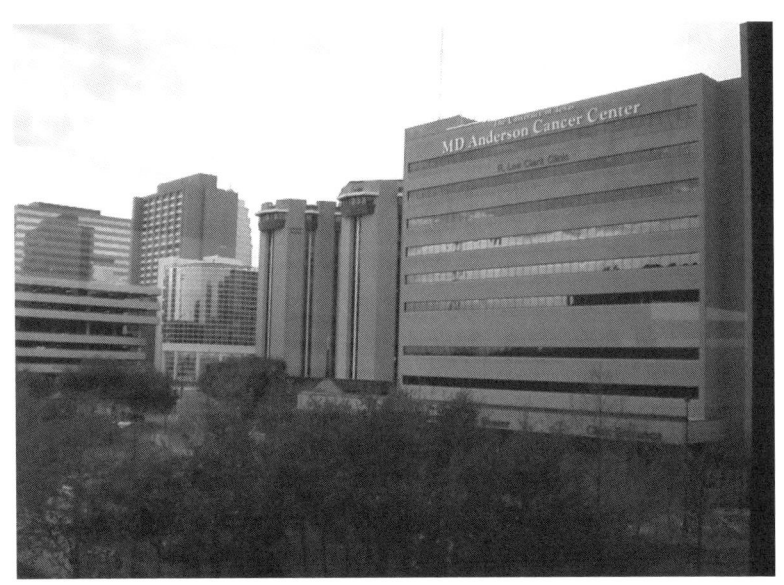

▲ 研修施設の1つであった MD アンダーソンがんセンター概観

起炎菌にも違いが生じてくるため，その具体的な知識と経験が必要です．

　このローテーションは，他の施設と比較して飛び抜けて過酷と言われていました．何より患者数が多いこと，しかも背景が複雑で極めて重篤・特殊な感染が多く，こうした状況で迅速に情報収集を行なって判断をしていく作業は確かに大変でした．内科レジデンシーではチーフレジデントをこなした native のフェローたちでさえ愚痴っていましたから，やはり相当に厳しかったのでしょう．しかし私にとっては最も働きやすく充実感のあるプログラムでした．

　それはこの病院のもつ hospitality に理由があるように思います．職員たちはみな気安く，しかも外国人に寛容でした．こうしたいい雰囲気の中で，チーム医療をどんどん推進する，これが MD アンダーソンがんセンターのスタイルでした．この環境の中で働くことで，私は病院における文化作りの重要性，目的意識の共有の重要性，そしてチーム医療の威力を知りました．帰国後の私の診療スタイルは，MD アンダーソンがんセンター

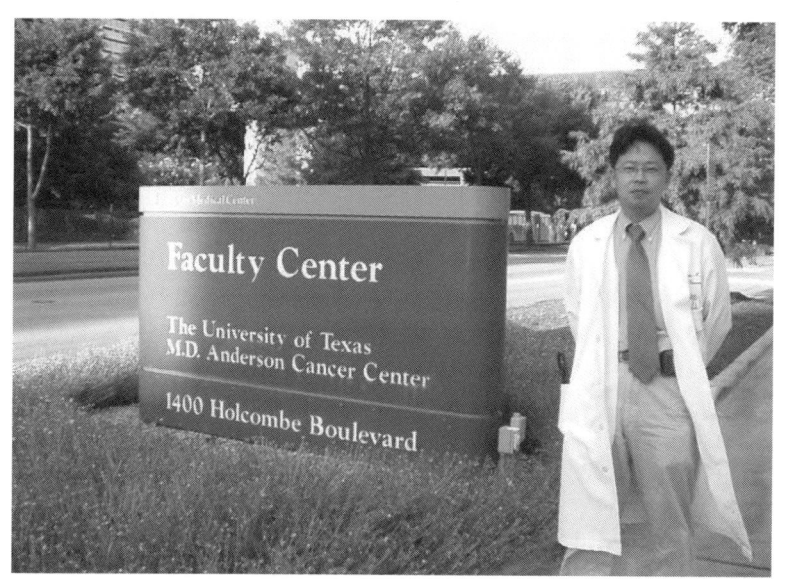

▲ファカルティー・センタ入口にて

で受けた影響が極めて大きいと言えます．MD アンダーソンがんセンターでは骨髄移植科の上野直人先生など，多くの方に支えていただきました．

　以上，3 つの研修先を回ることで，当プログラムにおいてはフェローは平均的に年間 650 件のコンサルテーションを経験できるとされています．実際私の症例カードは 2 年間で 1200 枚程度溜まっていました．

HIV 感染の長期的な診療―郡立クリニック―

　外来研修としてはまた，HIV 感染患者を定期的にフォローアップする郡立のクリニックでの研修が組み込まれています．HIV 感染を有する患者の定期的なフォローアップを 2 年間にわたり行なうことで，HIV 感染の長期的な診療を経験できるようになっています．

　重症の急性疾患（カリニ肺炎，クリプトコッカス髄膜炎等）の管理が中心となる病棟での研修とは異なり，クリニックでは主に HAART の管理や

日和見感染の予防，HIV 患者に特有の慢性疾患を対象としています．実際には Antiretroviral therapy の選択と経過観察，代謝・ホルモン合併症（高脂血症，糖尿病，ゴナドトロピン低下症等）の管理が主になります．

　感染症医には彼らのプライマリケア医としての役割も求められています．1日の患者数は少なく3－4人程度ですが，1人につき30分以上は時間をかけて診療し方針を立てた上で指導医とディスカッションを行ない，最終的な治療方針の決定を行ないます．規定によりフェローは年間 25 人以上の HIV 陽性者を継続的にフォローすることが求められています．

on the job での基礎・臨床研究

　12 カ月の研究期間中には，各フェローが各々指導教官を選び，その指導下に基礎研究・臨床研究を行ないます．行なう研究の内容は各フェローの興味のある分野によって，VRE 等の抗菌薬耐性メカニズムといった基礎的な内容から，感染性下痢症の疫学的な検討など多岐にわたっています．研究の内容は IDSA 等の全米の学会で発表し，最終的には論文化し主要雑誌に投稿することが勧められています．

　ここでは指導医の研究チームに所属して，on the job で研究を学ぶことができました．私にとって幸いであったのは，併設するテキサス大学の公衆衛生大学院の講義に出席し，臨床疫学・統計について学ぶ機会を得たことでした．日本ではこのような学問を系統的に学ぶ機会はなかったため，貪るように勉強したことをよく覚えています．

　結果として，1st author で2本，3rd で1本の論文を残すことができました．こういうとうまくいった研究生活に聞こえますが，とはいえこれは今だから言えることであって，トラブルもありました．例えば当時，私のしかかりの研究に対して，指導医から「新しい知見が出て意味がなくなった」とストップをかけられたことがありました．すでに対象データの半分以上を収集した後で，私の研究期間の半分を過ぎたところであったために，半ばストライキを起こしたことがあります．

　限られた時間内でできるだけ多くの研究成果を出したいと希望していた

ものですから，せっかくの労力が無駄になり，成果が得られるのかとひどく焦ったことを記憶しています．しかし，研究にはそうしたことがつきものだ，ということが肌で理解できたのは今となってはよい経験であったと思えます．この経験は，現在での臨床研究の指導に生きています．

プログラム内においては毎日様々なカンファレンス（症例検討会，抄読会，細菌検査室とのカンファレンス等）が開かれており，常にアカデミックな雰囲気の中，新しい情報を得ることが可能でした．良質な刺激が常に身近にある，極めて豊かで恵まれた環境でした．私自身今は日本で感染症フェローシップを運営していますが，フェローたちがやる気を出したときに，思い切り良質なインプットができるような環境の構築に力を入れています．

日本の社会に根ざした感染症医療の創出

帰国を前に考えたこと

留学では優れた指導医，素晴らしい仲間，そして研修を支えてくれた多くの人々のおかげで，大変充実した時間を過ごすことができました．ここで得た知識・経験，そして方法論が，今の自分の臨床・研究・教育に生きていることは間違いありません．なかでも，全米でも屈指のClinician scientistである指導医たちに厳しくも温かい指導を受けたことは，私の一生の財産といえるでしょう．彼らの仕事ぶりは今でも当然学会などを通じて伝わってきます．私もぼやぼやしていられません．

学んだのは，感染症ばかりではありません．中でも印象的であったのは，日本であまり意識することのなかった医師のprofessionalismを考える機会を持てたということでしょう．例えば，医師が患者のadvocateとして振る舞うには実際にどうすればいいのか，まったく未経験の状況・環境で医師としてどう振る舞うことが妥当であるのか……など自問自答する日々

が続きました．

「米国に残るつもりはなかったのですか？」というのはよく聞かれる質問です．米国での医師としての生活には快適な面も多々あり，医師として素晴らしい経験をさせていただきました．しかし「マネジドケア」という言葉に代表される米国の医療保険制度のあり方と，それが日常の診療に及ぼす影響には正直辟易することも多々でした．医療保険企業の指針によって医療の内容が規定され，入院日数短縮のためにまだ静注抗菌薬治療が必要な患者が無理矢理内服薬などに切り替えられて退院していく様などをみると，正直やりきれませんでした．

　現在の日本の医療にも様々な問題がありますが，私自身は米国でのトレーニングを受ける過程で，日本のほうがより患者の advocate として働けるのではないかという思いを強くしていました．もちろん日本人として生まれ育ったからにはまずは日本の患者，そして医療に貢献することが先決だと考えていたということもあります．日本への帰国にはまったく迷いはありませんでした．

就職活動を前に意識したこと

　こうして私の2年の研修は終わり，帰国となりました．私はもともと米国に渡る時点で日本に戻ることを明確に考えていましたので自然な決断でした．当然日本での就職活動が必要になります．私は自分の感染症医としての強みを考えてみました．そして，「感染症一般を診るが，中でもがん患者の感染症を専門の1つとする．その領域で臨床・研究できる環境で働く」ことを明確に意識したのです．

　この観点から日本での恩師に就職先についてご相談しましたが，偶然恩師の後輩にあたる方が勤務されている静岡がんセンターでは感染症医を求めているということで，勧めていただきました．加えて，病院幹部に研修医時代お世話になった方がおられたことも決め手でした．やはり縁を感じずにはいられません．静岡がんセンターは当時開院2年目で病院としての文化の構築の真っ最中であり，そこに飛び込んで自分も感染症科を立ち上

げることができる，というのがたまらなく魅力であったことを覚えています．

カウンターカルチャーショックに陥るわけ

　私のような米国研修組が日本に戻ると，カウンターカルチャーショックに見舞われることが多いと聞きます．しかし私には幸いそういうことは起こりませんでした．おそらくは日本で5年の間研修を受け，それなりに日本の医療というものを肌で知っていたことがその要因でしょう．

　ただ，日本の医療になじめない人はいます．その理由は様々であると思いますが，1つには，（日本では）医師の仕事が比較的多岐にわたり，米国では他業種の仕事であるとして関わる必要のなかった仕事も日本では医師の仕事である場合があること，勤務時間が長いこと，業務と私生活のオン・オフが不明瞭であること，そもそも対人関係の文化的な違いになじめない，などが挙げられるでしょう．しかし私にとって前記のことは「当たり前」であって，違和感はまったくありませんでした．

　カウンターカルチャーショックはなぜ起こるのでしょうか．日本における医療は当然ながら日本社会の有り様に根ざして形成されており，その特質というものは当然存在するわけです．同じような理由で，米国での医療のあり方・医師研修にもそれなりの特質があり，日本と異なる点があるのも不思議なことではありません．しかし仮に米国医療のよさが忘れられずにいると，この違いそのものを感情的に容認できなくなる場合もあると思われます．

　一方，社会のあり様の異なる両国では，医療機関という職場の中での組織の有り様やその構成要素である個人の位置づけ，言動にもやはり違いがあります．米国の医療機関における医療人としての振る舞いが，日本の医療機関でそのまま通用するかと言えばそうではありません．軋轢を生むこともあり得ると察しています．

安全性重視の日本医療，対して効き目重視の米国医療

　帰国後，静岡がんセンター感染症科で勤務し始めてからはまさに無我夢

中の5年間でした．まずは1年で感染症科の業務を軌道に乗せ，2年目からは当院で感染症フェローの教育を開始しました．このフェローシップもすでに2期生までは卒業，今は3期生が学んでいます（トレーニングは2年間）．また感染症を専門とする多職種のすばらしいスタッフに恵まれ，感染対策チームによる活動も充実しています．

　正直なところ自分がここで survive できるかどうかは分かりませんでした．何とかうまくいっているのがなぜかはなかなか客観的には示せません．しかし気をつけてきたということもあります．それは「米国流」をひけらかし，押しつけることだけは『絶対に』しなかったという点です．米国での研修はすばらしかった．しかしそこで学んだ医療の内容は，米国の文化や社会体制，それに基づく医療制度の中でこそ成立していた医療です．背景のまったく異なる日本で，その米国流儀がそのまま通用するわけではありません．米国流を通そうとしたなら，当然に軋轢を生んでいたでしょう．私は米国で学んだことをもう一度咀嚼し，そこに日本でも通用するすぐれた一般性を見出せれば，日本の医療現場でも適用してみる，ということを繰り返してきました．

　適用のうえで押さえておくべきは価値判断の違いです．誤解を恐れずにひと言で言えば，両国の医療は「安全性重視の日本医療」，「効き目重視の米国医療」というほどに現場の判断の基準が異なっています．これはわれわれの現場での臨床判断にも確実に影響を及ぼします．

　このような傾向の違いは，両国での患者の有り様の違いにも表出しています．私は米国の患者には，提示される医療のオプションのなかからそのリスクとベネフィットを捉え，自分で選択を行ないリスクを取ることができる印象を持ちました．一方で日本の患者の場合には選択を医療者に委ねる方が多くいらっしゃいますし，その場合に有害事象が起こることに対しては「ゼロリスク神話」という言葉があるように拒否感が強く，有害事象発生時には医療者や行政が鋭く責められる場合があります．このような違いを認識して考慮することなしには，米国で学んだ内容を日本で活かすことは難しいと考えています．

【留学先の情報】

Pablo C. Okhuysen, MD
Director
Infectious Disease Fellowship Program
Internal Medicine/Division of Infectious Diseases
The University of Texas Medical School at Houston
6431 Fannin, MSB 2112
Houston, Texas 77030
Tel: +1-713-500-6767
Fax: +1-713-500-5495
e-mail ● Sandra.R.Williams@uth.tmc.edu

　また，現在の職場の職員の方々の意見をできるかぎりよく聞き，自分の持っている知識および経験とそれを目の前の現場に適用することが妥当であるかどうかを常に悩み考えてきました．このように虚心坦懐に臨めば自分の見識の浅さを痛感しますし，新しい発見も多くあるものです．スタッフとのディスカッションのなかで私は今まで自分が学んできた感染症の知識・経験を客観的に見返すことができましたし，その結果さらに深い理解をすることもできました．

　思えば一度米国というまったく違う世界で医療を行なった経験は，他国（この場合米国）の医療という別のモノサシで日本の医療を測ることで，日本の医療を相対化してみることが可能となり，多くの発見をできたように感じています．逆に米国で培った感染症に対する知識および経験の妥当性を，日本の医療現場で日々問うていくことによって，感染症に対して理解が深まった，そう考えています．

日本での知見を世界へ

　私にとって大きな糧となったのは，やはり留学を決意し帰国するまでの経験，そして帰国後今までの歩みすべてであるといえます．生き方は自分

で決めると意気がってはいたものの，現に医師としての研修の段階から自己の道は自分で決め，自己の実力には自分で責任を持つ立場になり，自分の責任でキャリアを積んでいく厳しさを，留学の過程で否応なしに知ることになりました．実際に米国で survive するにはそれこそ自分で自分を守るしかないことを身をもって知りました．こうした一連の経験は自分の甘え根性を一掃したと考えています．

　今後やるべきことは山積みです．まずは日本という社会に根ざした，妥当な感染症医療を創出できればと思っています．その普及啓発も急務です．日本での知見の中には世界に通じる一般性を持つものも多いはずです．こうした知見を世界に対して問いかけていくことも必要です．1人でも多くの方が感染症医を目指して，この輪の中に加わってくださることを期待しています．

【参考文献】
1) Ohmagari N, Hanna H, Graviss L, Hackett B, Perego C, Gonzalez V, Dvorak T, Hogan H, Hachem R, Rolston K, Raad I. Risk factors for infections with multidrug-resistant Pseudomonas aeruginosa in patients with cancer. *Cancer.* 2005 Jul 1; 104(1): 205-12.
2) Ohmagari N, Raad II, Hachem R, Kontoyiannis DP. Invasive aspergillosis in patients with solid tumors. *Cancer.* 2004 Nov 15; 101(10): 2300-2.
3) Safdar A, Rodriguez G, Ohmagari N, Kontoyiannis DP, Rolston KV, Raad II, Champlin RE. The safety of interferon-gamma-1b therapy for invasive fungal infections after hematopoietic stem cell transplantation. *Cancer.* 2005 Feb 15; 103(4): 731-9.

Ⅱ部
これからの留学の新しい展開
―― '08年度 JANAMEF 留学セミナーより ――

chapter 1
レジデント留学・フェローへの道

ミネソタ大学呼吸器内科・集中治療内科
クリニカルフェロー
永松聡一郎

シニアレジデントの生活および期待される資質

　最初に読者の方が興味を持っている，米国でのレジデントの日常生活を紹介する．とりわけシニアレジデントとよばれる，2年目・3年目のレジデントの生活の様子を伝える．

シニアレジデントの1日の生活
　朝6時から6時半には身支度を終えて病棟に集合する．最初の仕事はサインアウト（引き継ぎ）を受けることである．夜間当直をしていたNight floatと呼ばれているレジデントから，昼間働くプライマリー・チーム（主治医のチーム）に対して，夜間入院した患者の病状説明や，夜間におきた重要なイベントの申し送りがされる．
　シニアレジデントは，医学生や研修1年目のインターンへの教育と監督を行ないながら，チームを運営していく．サインアウトをうけとった後，医学生とインターンに患者を割り振り，彼らに診察を行なわせる．
　8時頃より，チーム全体で集まり，病棟内を歩いて回診を始める．イン

ターンや医学生が，病歴をプレゼンテーションするのを受けて，シニアレジデントは治療方針を決める．内科の1チーム当たりの平均患者数は10〜15人だが，どんなに病院が忙しいときでも，1人のシニアレジデントが監督する患者数は20人を超えることがないようにと，ACGME（Accreditation Council for Graduate Medical Education；卒後医学研修認定委員会）の規定で決まっている．

9時頃にはチーム内での回診を終了させ，アテンディングとよばれる指導医と打ち合わせを行なう．レジデントはアテンディングの監督下で働いるので，先ほどチーム内で打ち合わせた治療計画の重要な点をアテンディングと再度確認する．

この際，たとえ5分あるいは10分という短い時間であっても，毎日必ず何か患者の病態に関連したトピックを議論することで，知識の伝授が上（上級医）から下（インターン，医学生）へと行なわれる．シニアレジデント自らが，ちょっとしたプレゼンテーションを行ない，もしくは，議論する材料（論文，ガイドライン，病理スライドなど）を用意すると喜ばれる．

10時頃になると，Interdisciplinary（multidisciplinary）roundと呼ばれる会議を行なう．この会議の目的は，"様々な医療職種のスタッフが一同で集まり"，その日の治療方針を調整していくことである．

参加職種は，看護師，薬剤師，ソーシャルワーカー，ディスチャージ・コーディネーター，理学療法士（PT），作業療法士（OT），栄養士など多種にわたる．

忙しい入院病棟では，医師と看護師とがコミュニケーションをはかる時間が限られている．病棟の看護師の責任者（師長）は，会議の前に各看護師たちから受け持ちの患者の病状，看護上の問題点，オーダー漏れの有無などを情報収集しており，この会議の場で明らかにする．

PT，OTも積極に治療計画に携わっている．彼らは，高齢の患者が安全に家に帰ることができるか，そのためには何が必要かということを検討し

ている．具体的には，自宅での転倒の可能性の評価や，リハビリや筋力回復のために，ナーシングホームへ行くべきか否かなどが会議の議案として提出される．

米国では臨床薬剤師が大きな裁量を有している．臨床薬剤師は自らの裁量のもとに，患者の体重や腎機能・肝機能に合わせて薬剤量を調整することができる．

具体例をあげよう．日本では「バンコマイシン1g，生食100mLと混ぜて，ゆっくり点滴静脈，朝10時，夜10時」というように，医師が投与方法を細かく指示しなければならない．これに対して，米国では「バンコマイシン1g，その後は薬剤師が調整する」と指示しておくと，臨床薬剤師が適度な間隔で血中濃度を測定し，薬剤投与量を調節する．同様にワーファリンや他の血中濃度のフォローが必要な薬剤でも，医師は薬剤の種類を指定するだけでよい．

臨床薬剤師は検体の培養結果を監視しており，医師に対して，抗生物質の適正使用（de-escalate；デ・エスカレーション）の助言も行なう．栄養士が計算した必要カロリー数や電解質の検査結果を基に，TPN（高カロリー輸液）の調薬も行なう．患者が普段使用している薬剤が，病院内の規格で採用されていない場合，同系統の院内で採用されている薬剤へとかえることも行なう．患者のアレルギー歴を確認したり，薬剤の副作用が疑われたときの照会にも応じる．このように米国では臨床薬剤師が，臨床現場の判断に積極的に関わっているのである．

ソーシャルワーカーやディスチャージ・コーディネーターも治療方針を決める際に助言を行なう．彼らは「患者が退院するまでに必要なものは何か」を，"患者の視点"から検討している．具体的には，患者が加入している保険の種類や，居住地によって，利用できる医療サービスが異なるので，退院後にどのような医療サービスが利用可能か情報提供を行なう．

自宅で抗生物質を静脈点滴投与する場合や，包帯交換などの処置が必要な場合は，訪問看護師の手配を行なう．在宅酸素療法を開始する場合など，自宅で必要な医療器具の手配も行なう．ナーシングホームなど，他施設へ

移転する際には，その事務手続きも手伝う．

　繰り返すが，Interdisciplinary round では，こうした"様々な業種のスタッフ"が集まって，ひとりひとりの入院患者のゴールを設定することを目的としている．退院までに必要なプロセスを明確化することによって，患者は急性期病院からの早期退院が可能になる．そして，この会議での最終判断が，2年生もしくは3年生のシニアレジデントに求められているのである．

　10時半頃から，モーニングレポートと呼ばれるレジデント向けの教育用カンファレンスが約30〜45分間行なわれる．主に，臨床症例を用いたケースディスカッションが行なわれる．

　昼休みにはヌーン・カンファレンスが行なわれる．レジデント向けの系統講義，研究カンファレンス，Mobility and Mortality（日本のCPC；臨床病理検討会に類似した症例検討会），グランド・ラウンド（Grand round；教育講演会）といった様々な講義が連日用意されており，昼食を食べながら講義を聴く．

　週1〜2日のうち，半日は，クリニック（外来）にて診察を行なう．近年，高齢化社会を迎えている米国では，慢性疾患の管理を外来で行なうことの重要性が認識されてきた．そのため，ACGMEは，入院病棟での教育時間を減らし，外来での教育時間を増やしてきた．レジデントは3年間の間に100〜150人の患者のPrimary care provider（PCP；かかりつけ医，もしくは，主治医）となる．

　担当の患者が自宅で胸の痛みを覚えた，あるいはお腹が痛いといったときに，最初に問い合わせの電話がかけられるのは，担当のレジデントである．例えば「午後の外来が空いているから，予約を取って来院してください」もしくは「緊急度が高いのでER；救急外来に行ってください」など，初期判断を行なう．外来が終わって，夕方6時ぐらいになると，Night float とよばれる当直のレジデントにサインアウトをして帰宅する．

シニアレジデントに求められる能力

これまで述べてきたように，一般内科病棟では2, 3年目のシニアレジデントがチームを率い，日本でいう病棟医長と同様の役割を担う．具体的には，前述のInterdisciplinary roundにおいて個々の患者の治療方針を決定し，患者や家族へ病状説明を行なう．患者が退院した後に引き続き治療を担当するPrimary care physicianとの連携や，他科へのコンサルト，他施設への転院や退院の準備，サマリーづくりなどを行なう．

2, 3年目のシニアレジデントに求められる能力というのは，インターンや医学生を従え，かつ他の医療業種のスタッフたちと協力して，内科病棟の患者をすべて安全に家へ帰すことである．すなわち，指揮官としてリーダーシップを発揮することが求められているのである．

米国におけるレジデンシーの位置づけ

レジデンシー・プログラムとは，米国の医科大学を卒業した後に行なわれる卒後研修を指す．専門科により異なるが，研修期間は3〜5年であり，日本の後期研修に相当する．このトレーニングを修了し，かつBoard（専門医試験）に合格することによってはじめて，専門医としての診療資格をもつことができる．

レジデンシー・プログラムの内容は，ACGMEが厳しく管理している．ACGMEは，American Board of Specialties（米国専門医協会），American Hospital Association（米国病院協会），American Medical Association（米国医師会），Association of American Medical Colleges（米国医科大学連盟），Council of Medical Specialty Societies（米国専門医評議会）といった5つの団体から選出される評議員によって構成されている．ACGMEがレジデンシー・プログラムに課する内容をみれば，"米国での学会，病院，社会から要求される医師の教育水準"を垣間見ることができる．

FREIDA から読み取る米国医療

　レジデンシー・プログラムの情報を調べるには，AMA-American Medical Association が発行している，*Graduate Medical Education Directory*──通称 Green Book と呼ばれる本を見るとよい．近年では，オンライン上に FREIDA（Fellowship and Residency Electronic Interactive Database）*というデータベースができ，同様の内容を検索することができる．ここでは，各レジデンシー・プログラムの内容だけではなく，様々な統計情報も提供されており，米国卒後医学教育を読み取れる．

　＊ http://www.ama-assn.org/ama/pub/education-careers/graduate-medical-education/freida-online.shtml

　例えば医師の養成数に注目してみよう．米国では毎年約 2 万 2000 人の医師が養成される．それに対し日本では，年間約 8100 人が医学部を卒業する．人口比が約 2.5 〜 2.6 倍であることを考えると，人口当たりの医師の養成数は，実は日本と米国はほぼ同じである．

　ただし米国では，フィジシャン・アシスタントあるいはナース・プラクショナーといった，医師と同様の仕事を行なう医師補助職がいるため，医師が実際に患者と対する時間は日本より少ない印象を持っている．ただし，医師は，フィジシャン・アシスタントやナース・プラクショナーの監督責任を負い，彼らに困難と思われる症例を担当するので，より専門的かつ高度な判断を求められることになる．

　次に，各プログラムのレジデント数をみてみよう．日本の各大学もしくは各病院のレジデンシー・プログラムの充足人数は平均約 6 人だが，米国では内科プログラム 19 人，外科プログラム 6 人である．

　レジデントを教育するためには，教育する環境の整備，とりわけ指導者側の人的資源の確保も必要だ．この 10 年の傾向として，レジデントの養成総数は年々増加しているのに対して，定員の少ない小さなプログラムは徐々に減少している．ここから，小さなレジデンシー・プログラムを減らし，より大きなプログラムを存続させようという ACGME の方針がうかが

える.

　外国医科大学卒業者に関して，内科系のプログラムは，定員の半分以上が外国人によって占められる．外科系のプログラムへはマッチが難しいせいもあるのか，あまり数は多くない．

　1週間当たりの労働時間数は，内科系は約65時間，外科系は75時間である．給与水準に関しては，日本と米国はそれほど相違なく，400～500万円前後である．

レジデンシー・プログラムへのマッチングの現状

　米国の医学生は，医学部在学中にUSMLEのStep 1，Step 2を受ける．さらに医学部の4年生（日本では6年生に相当）の秋から冬に，希望する病院に出願して，インタビュー（面接）を受ける．米国の医学生のマッチ率は約95％である．一方，外国医科大学卒業者の場合は難しく，50％前後にとどまる．

　米国の医学生は卒業時に学費のローンとして約2200万円の借金を抱えて卒業する．必然的に，給料水準の高い科が人気となる．形成外科の給料水準は3000万円近いのに対し，家庭医療，小児科，内科は約1200～1300万円であり，約2.5～3倍の差がある．

　したがって，皮膚科，形成外科，整形外科，耳鼻科といった給料水準の高い科は毎年人気が高く，米国医科大学卒業者の間でもアンマッチが起こりやすい．その反面，家庭医療，小児科，内科といった比較的給料水準の低い科は，外国医科大学卒業者でもマッチしやすいことがデータに示されている．

ミネソタ大学内科レジデンシー・プログラム

　さて，私の留学先であるミネソタ大学（University of Minnesota）は，米国の中西部ミネソタ州の州都ミネアポリスにある．メトロ全体で人口350万人ぐらいの比較的大きな都市であり，日本からは毎日ノースウエスト航空（デルタ航空）の直行便が乗り入れている．

街のニックネームは，City of Lakes で，街中に大小合わせて数百個もの湖があり，また，スヌーピーが生まれた街ということもあり，スヌーピーのモニュメントが町中にたくさんある．

　ミネソタ大学は学生数が約5万1000人であり，米国の中で4番目に規模の大きい大学である．医学部の定員は1学年当たり約200人である．卒後教育では，25のレジデンシー・プログラム，47のフェローシップ・プログラムがあり，約900人ものレジデントとフェローが研修を受けている．

　ミネソタ大学の内科レジデンシー・プログラムの詳細はウェブに記載[*]されているので参考にされたい．研修施設は，大学病院（全米有数の移植センターである），Level 1 Trauma Center である市中病院（ここで Common disease を診ることができる），そして VA Medical Center（退役軍人のため医療施設）の3つの病院をローテーションする．

　[*] http://www.medres.umn.edu

　各学年の定員は，内科専門医を目指す Categorical Medicine が27人，4年間で内科と小児科の専門医を取得することを目指す Medicine/Pediatrics（通称 Med-Peds）が12人，4年間で内科，皮膚科の専門医を取得することを目指す Medicine/Dermatology（通称 Med-Derm）が2人であり，合計1学年当たり40人前後である．

　これは米国でも比較的規模の大きいプログラムである．それに対して，毎年約5人ほどの外国医科大学卒業者がマッチしているので，興味があれば是非とも挑戦してほしい．内科の指導員数は約300人である．レジデント1人に対して指導員は3.8人である．この数値は米国のレジデンシー・プログラムの平均的な数値である．

　これから留学を目指す人たちには，規模の大きい大学のレジデンシー・プログラムに進むことを勧める．なぜなら大きなプログラムでは，レジデントの個々のニーズに応えられるよう多様なプログラムが用意されているからである．

例えばミネソタ大学では，海外での臨床活動を行なうための国際医療コース（Global health course），緩和医療に興味がある人向けのホスピスプログラム，ホスピタリスト（Hospitalist）養成のホスピタリストプログラム，科学者研究者育成プログラム（レジデンシーおよびフェローシップの間にPhDの取得も可能），医療経営学や医療の質の向上に携わりたい人向けのQuality improvement trainingといった，個人の希望に応じて多様なプログラムが用意されている．

　特に定評のある国際医療コースについては，CDC（Centers for Disease Control and Prevention；米国疾病管理予防センター）とコラボレーションした2カ月の集中講義を受けることができ，かつ，実際に発展途上国で国際医療活動を行なうことができる*．

＊ http://www.globalhealth.umn.edu/

医療の質とは何か

ACGMEによる週80時間労働規制

　2003年にACGMEから米国のレジデントの労働時間に対するガイドラインが発表されたので紹介したい．

　a．労働時間は週80時間以内でなければならない
　b．勤務と次の勤務までの間隔は，10時間以上あけなければならない
　c．連続勤務は24時間以上行なってはならない．ただし，最大6時間まで，教育活動やすでに受け持っている患者の継続的な診療を行なってもよい（すなわち最大30時間まで連続して働くことができる）
　d．7日のうち1日は，臨床業務や教育活動から解放されなければならない
　e．病院内での当直は3日に1日より多い頻度で行なわれてはならない
　※万が一，この労働基準が守られない場合は，レジデンシー・プログ

ラムの許可が取り消される．

具体的に，いわゆる q4 call（4 日に 1 回当直する；q は every という意味）の勤務の体制を描いてみよう．例えば，月曜日に当直をするとする．連続 30 時間勤務の制限があるので，翌日の火曜日は，午前中のみの勤務となる．水曜と木曜は通常の勤務だが，翌朝 6 時から働くためには，遅くとも前日夜 8 時までには勤務を終えなければならない．そして，金曜日にまた連続 30 時間の当直を行なう．週に 1 回は，24 時間完全な休暇とする．これで，週 80 時間を若干下回ることができる．

専門分野にかかわらず，質の良いトレーニングを行なうには，一定数の症例を経験することが必要だ．外科系では手術数というわかりやすい指標があるが，内科では，受け持つ新入院患者の数が，同様の指標になるであろう．内科シニアレジデントは，当直日には 1 日に最大 8 人，日勤では最大 3 人の新患を受け持つ．するとどんなに低く見積もっても，年間平均およそ 200 〜 300 人の新患を受け持つため，症例数としては十分なトレーニングを積むことができる．

Libby Zion 事件

以前は米国でもレジデントが週 100 時間上働くのは当たり前だった．しかし，1984 年に起きたある医療事故を契機として，状況がかわってきた．

1984 年，リビーという 18 歳の女子大生が感冒症状を訴えて，ニューヨーク病院の救急外来を受診した．彼女にはうつ病の既往があった．発熱と悪寒があり，かつ少し興奮状態だったので，レジデントは風邪症状およびヒステリー発作と診断し，鎮痛目的で Meperidine（メペリジン）を投与した．また，リビーが不穏な動きを示したので，興奮に対して抑制を指示した．その数時間後，リビーの体温は 42℃近くまで上昇し，心肺停止状態に陥ってしまった．

その後の調査で，死因は患者が服用していた抗うつ薬の Phenelzine（フェネルジン）と，レジデントが投与した鎮痛薬の相互作用によるセロ

トニン症候群であることが推定された．

　患者の父親は弁護士かつニューヨークタイムズの特派員記者だった．その後，病院や医師らを相手に訴訟を起こして，判明した事実に愕然とする．リビーが診察を受けたのは，医師になって8カ月になったばかりのインターンと，2年目のレジデントであった．

　彼らはリビーを診察した時にはすでに18時間連続の勤務をしており，過労状態だった．監督責任のある指導医は自宅で待機しており，電話で指示を出していた．リビーの体温が42℃になったまさにその時，インターンは他に40人の患者をカバーしなければならない状態にあり，レジデントは過労のため仮眠から起き上がれない状態だった．

　その後，疲れ切ったインターンやレジデントが病院で働いているのは危険であると，米国の一流紙であるワシントンポスト，ニューヨークタイムズ，ニューズウィークといったメディアが取り上げるようになる．

　この事件を受けて，Bell 委員会という調査委員会が設立された．この委員会は，「レジデントの過労と睡眠不足は，患者への安全と，レジデント自身のトレーニングに悪影響を与えており，ただちに改善が必要である」との勧告をニューヨーク州に提出した（The Bell Commission Report）．それを受けて5年後の1989年にニューヨーク州で初めて，レジデントの労働時間を80時間以内に制限する法律が施行された（New York State Law and Regulations，Section 405）．

　しかし，ACGME が 80 hours rule を採用するまでには，リビーの死から19年もの歳月を要した．その背景を考えてみよう．

　図（次頁）は，医学界の論文において，医療安全に関わるトピックが，どれだけ取り上げられたのかを経時的に表したものである．

　米国では1970年代から，医療訴訟件数が爆発的に増加している．そのため，医師用の自賠責保険の保険料が高騰し，医師が保険金を払えずに倒産するといった事例も多く見られるようになった．そのため，医師が医療訴訟から自分を守るための，Defensive medicine（防衛医療）という概念が現れた．

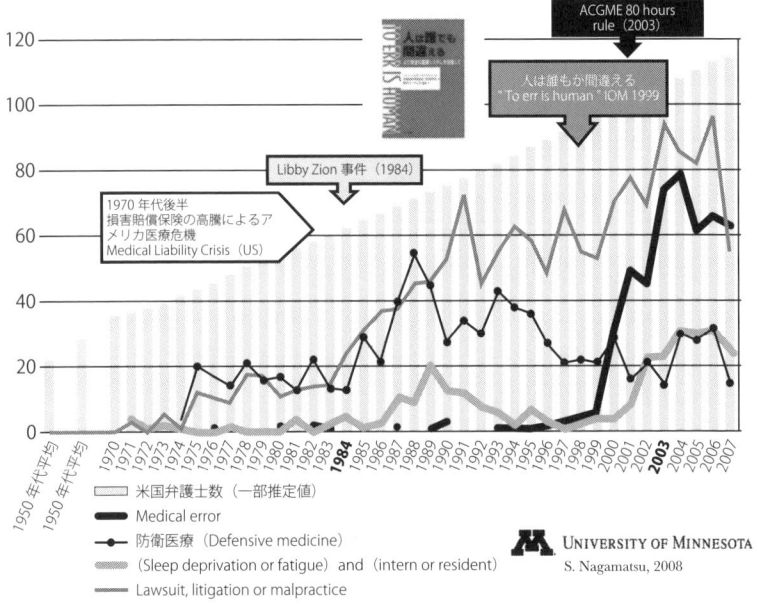

▲医療論文にみられる医療安全に関するキーワード

　1980年代は，ヒューマンエラーによる重大な事故が多発した時代である．1979年には米国のスリーマイル島原発事故，1985年には日航機墜落事故，1986年にはチェルノブイリの原発事故があった．医学界においては，1984年のLibby Zion事件を契機として，1980年代後半より，レジデントの睡眠不足と過労が注目されるようになった．

　1990年代に入って，医学界においてようやく，"メディカルエラー"という概念が注目されるようになった．1999年には，医療の現場でもエラーが起きる事実を国全体に啓蒙すべく，"To error is human（人は誰もが間違える）"というレポートが，米国医学研究所（IOM；Institute of Medicine）から発表された．この発表の後に，メディカルエラーに関する研究が飛躍的に増加した．そして，これらの流れに後押しされるかたちで，2003年にACGFEは80 hours ruleを導入したと考えられる．

　近年では，2003年のこの80 hours ruleの施策によって果たして医療

過誤は減ったのか，教育内容に変化があったのかといった点をめぐり盛んな議論が米国では行なわれている．その一部を以下にかいつまんで紹介しよう．

80 hours rule が教育や患者安全に与えた影響

週80時間の労働規制が患者の安全にどのような影響を与えたのであろうか．

概して，患者の安全性に対しては有益であったと考えられている．具体的にはMortality（死亡率）の低下，ICU入室率の低下，再入院率の低下，退院率の上昇が報告されている[1,2]．

患者に対する有害事象の一部は，単純ミスやエラーによって引き起こされるものだと推定される．それらのエラーの一部は，レジデントの睡眠不足や注意不足によって引き起こされる．前述の死亡率の低下は，労働時間規制によって，レジデントのエラーの起こる割合が減ったためである[3,4]．

次に，レジデントの健康と生活について考えてみよう．

週80時間労働規制前に行なった外科レジデントへのアンケートによれば，外科レジデントの87%が週80時間以上働いていた．週1回の休みが取れるのは30%，自分が過重労働下にあると思っているレジデントは43%，過労のために判断力が鈍っていると報告したレジデントが40%，労働時間は規制されるべきだと考えているレジデントが64%，そして，外科のキャリアを選んだことを後悔しているレジデントが25%におよんだ[5]．

内科系レジデントに同様のアンケートを実施したところ，76%の内科レジデントが燃え尽き症候群の基準を満たし，31%はうつ状態であった．53%の内科レジデントは月1回以上，質の低いケアをせざるをえないと自己申告し，さらに26%は職業を選び直せるのであれば，また医師になりたいとは思わないという結果だった[6]．さらに，レジデントと交通事故との研究も発表されている．24時間以上連続労働した場合は，交通事故やニアミスを起こしやすいという結果がみられた[7]．

一方，レジデントの労働時間を規制することに，指導医側からの抵抗があった．なぜならば，レジデントの労働時間が減ると，その分自分たちの労働時間が増えると予想されたからである．これに対し，外科指導医の労働時間は，規制前で 70.4 時間，規制後は 69.9 時間であり，レジデントの労働時間を規制することによって必ずしも指導医の労働時間が増えるとはかぎらないと報告されている[8]．

　しかし，労働時間規制によって，良い結果ばかりが導き出されたわけではない．負の側面を取り上げてみよう．

　2005 年から 07 年に行なわれた，レジデントおよび指導医双方からのアンケートによると，患者ケアの"継続性"，患者ケアの"質"，医学教育，及び医師の"プロフェッショナリズム"には，否定的な影響が及んでいるとの報告がされた[9, 10]．

　また，IOM＊が現在（2008 年 10 月），レジデントの労働環境について再検討するプロジェクトチームをつくっており，今秋には何らかのレポートが発表＊＊されるだろう．

　　＊ http://www.iom.edu/CMS/3809/ 4 8 5 5 3 .aspx
　　＊＊ 2008 年 12 月，IOM より Resident Duty Hours: Enhancing Sleep, Supervision, and Safety というレポートが発表された

レジデンシー修了後のキャリアプラン

　ここから，レジデンシーが修了したあとのキャリアプランについて述べる．大きく分けて，フェローシップに進み"サブスペシャリスト"になるのと，開業する選択肢がある．

フェローシップとは

　フェローシップとはレジデンシー修了後に受ける"サブスペシャリティー"の専門医になるためのトレーニングプログラムである．具体的には，内科のレジデンシー・プログラムを修了しただけでは，内科専門医と

してしか名乗ることはできなく，フェローシップを修了しない限り，"呼吸器"内科，"循環器"内科，"消化器"内科等のサブスペシャリティーの診療資格を名乗ることはできない．

　1990年代はプライマリーケアの強化が謳われて，フェローシップの定員数は減少していたが，2000年代に入ってからは，サブスペシャリストの養成のためのフェローシップの定員数が増加している．さらに，ここ数年の傾向として，サブスペシャリティーの中でもさらにトレーニングが細分化され，トレーニング期間も長期化の傾向があるのをおさえておきたい．

　具体例をあげてみよう．例えば循環器内科（Cardiology）の場合，3年間のフェローシップを終えた，循環器内科専門医が行なうことのできるカテーテル検査は，診断目的の冠動脈造影検査だけである．冠動脈にステントを入れる資格を得るためには，さらに1年間のInterventional cardiologyというより細分化された専門トレーニングを受けなければならない．同様に，ペースメーカー関連の手技を行なうには，1年間のElectrophysiology（電気生理学）のトレーニングを受けなければならない．こうしたサブスペシャリティーのさらなる細分化の傾向は多くの科で見受けられるものである．

フェローシップのマッチング

　内科系のフェローシップマッチ率は，米国医科大学卒業者では，約50〜60％であり，外国医科大学卒業者では30％前後である．昔から言われていることだが，循環器内科と消化器内科（Gastroenterology）の競争率が高く，近年消化器内科がより難しくなってきている．

　外科系のマッチ率は，米国医科大学卒業者では75％前後であり，外国の医科大学の卒業者では50〜60％であり，決して容易ではない．

　フェローシップの応募の過程は，基本的にはレジデンシーと同様である．履歴書（CV），Personal statement，推薦状を作成し，インタビュー（面接）に行き，志望プログラムのランクリストを作成し，マッチの日を待つことになる．

フェローシップに応募するときに気をつける点を述べる．

まず，フェローシップの応募時期は専門分野によって異なる．内科は一番早くマッチが行なわれ，レジデント2年目の終わりにはマッチングが終了し，進路が決まっている．産婦人科あるいは小児科は3年目になってからマッチングが始まる．

内科系のフェローシップに進むのであれば，2年目の前半から（可能であれば1年目から）準備をする必要がある．特に，アカデミックなフェローシップに進むのであれば，研究の素養があることを証明するためにも，何か研究プロジェクトを立ち上げたほうがいい．

留意すべきことの2点目として，フェロー修了後のキャリアビジョンをできるだけ明確にすべきである．なぜなら，フェローシップ修了後に，アカデミア（多くの場合は大学や研究所）に残るのか，臨床に専念するのか（すなわち Private practice で働く）のかによって進路が異なるのだ．

フェローシップ・プログラムは，多くの場合は大学，もしくは，大規模な市中病院によって運営が行なわれている．これらのフェローシップのプログラムごとに，研究と臨床に当てる時間の割合が異なる．概して，大学のプログラムのほうが市中病院のプログラムより，研究にあてられる時間は長いが，大学間でもかなりのばらつきがある．研究重視のプログラムでは，最大50％まで研究の時間がとれるのに対して，臨床重視のプログラムでは，研究期間が数カ月間しか与えられない場合もある．

フェローシップのインタビューの際に，プログラム側が何をフェローに求めているのかを確認しておくとよい．具体的には，研究者としてグラントを獲って研究成果を論文として仕上げることを求めているのか，臨床家としてのトレーニングを重視し，研究活動は学会発表で十分ととらえているか，などである．また，一部のプログラムでは，フェローシップ中に Master of Public Health（MPH），Master of Science（MS），Philosophy of Doctor（PhD）等の学位を取得することも可能である．

アカデミック志向の志願者が臨床重視のプログラムに行っても，臨床志向の志願者が研究重視のプログラムに行っても，どちらも不幸になる可能

性が大きい．研究重視のフェローシップ・プログラムを卒業した後に，アカデミアから離れて臨床に専念するのは可能だが，臨床重視のフェローシップを卒業し，アカデミアに入るのは極めて困難である．

フェローシップの選択が一生を左右することになるので，慎重になってほしい．

Primary care physician および Hospitalist

ついで，フェローシップに進まない場合のキャリアプランについて述べたい．

旧来の傾向としては，内科系のレジデンシーを卒業した後に，一般内科医，PCP（Primary care provider）として開業することが多かった．PCPは，多くの時間を外来のクリニック（オフィスともよばれる）で過ごし，受け持ちの患者の診察を行なう．

マネージドケアのもとの患者は，サブスペシャリストの診察を受ける前に，かかりつけ医であるPCPを受診し，紹介状を書いてもらわなければならない（ゲートキーパー）．PCPは，かかりつけの患者が入院する場合には，契約している病院のベッドを借りて，そこに入院させる権利を有している．

90年代，マネージドケアの拡大に伴ってPCPの養成数が増加したが，2000年代に入ってから減少した．内訳についても，米国医科大学卒業者の割合が徐々に減り，Primary careはより多くの外国医科大学卒業者に担われている．

次に，近年の傾向を述べる．

2000年代に入ってからホスピタリスト（Hospitalist）という職種が増えてきた．ホスピタリストとは，その名前から想像できるように，病院にいる人，すなわち，"入院患者のみを診る"医師である．すなわち，患者が退院した後の，外来でのフォローアップなどには関与せず，入院治療だけに特化した内科医である．平均年齢は37歳前後であり，男性が約6割

強である．平均勤務年数は約3.7年である．キャリアとして，レジデンシー修了直後に，そのままホスピタリストになるケースが多い．

2003年にはホスピタリストの学会であるSociety of Hospital Medicine[*]が設立された．その報告によると，ホスピタリストによる治療は，病院滞在日数が短く，費用や死亡率も低く，患者満足度が高いとされている．ホスピタリストのバックグラウンドとしては，内科，小児科及び家庭医療が多い．

＊ www.hospitalmedicine.org

ホスピタリストという職種が誕生した背景には，2003年の週80時間労働規制導入も関係する．大病院は以前よりレジデントの労働力に依存していたが，2003年以降，病院側は10～25％の労働力を失った．またPCPにとっては，診療所と病院を掛け持ちするよりも，診療所のみで診察しているほうが，移動時間の節約ができ，多くの収入を得ることができる．さらには日々進歩していく急性期の医療技術についていくことを困難に感じる開業医も多かった．

また，保険会社からは入院日数の短縮を求める圧力がさらに強まり，常に病棟にアクセスできる医師が求められるようになってきた．こういった様々な要因があいまって，ホスピタリストの誕生に至った．

ホスピタリストは病棟の患者の治療にだけに携わるのではない．病院の経営や運営，最近のトピックともなっている医療の質の向上活動にも関わっている．ここ近年において，レジデント修了後すぐにホスピタリストとなって病棟で働き，体力的に辛くなった段階で開業してPCPになるという，新しい医師のキャリアプランが誕生した．

留学して見えてくるもの

留学前にはUSMLE，マッチング，体力，家族，医局，留学資金，帰国後のキャリアなどの多くの不安を抱えていた．しかし，こういった問題は

戦略を立てることができれば，徐々に解決できるものである．そのためには留学経験者に相談し，ネットワークを活用することが重要である．

　臨床留学をすると，生涯年収は減少する．仮に，米国に6年間臨床留学するシミュレーションでは，生涯年収にして約2500万円の収入減になる．しかし，金銭面以外に得るものが非常に大きかったと，私自身は満足している．

　まず，米国では圧倒的な症例数，圧倒的数の手技を"短期間"で経験できる．そして，米国でのトレーニングを修了し，専門医資格を有するということは，世界のスタンダードの医療を身につけたということを意味する．

　また，世界中から留学生が集まってきているため，自然と交友関係も広がる．特に，これからの医学界において世界のトップに立つだろう友人たちと，若いうちから出会えるというのは，やはり臨床留学の醍醐味である．そうした中で，日本の良さをしみじみと再認識し，日本人で良かったなと誇りを持つこともできる．

　そして，こうした経験をした後には，キャリアプランの選択肢が飛躍的に増えるのである．医師として確固たる土台はすでに築けたので，医師以外のことにも挑戦する機会が見えてくるのだ．

　おそらく，読者の方々は，数年前の私がそうであったように，先の見えない不安にとらわれているかと思う．だが，海外の言葉も通じない異文化の環境下で，地の底から這い上がり，時に砂をかむような苦い経験をしながら，ひとつひとつの困難を乗り越えることによって得られた"自信の積み重ね"というものが，自分が得た，臨床留学の財産といえる．「臨床留学の目的は臨床だけにあらず」，その先にはるかに違う世界がみえてくる．多くの人に，この醍醐味を味わってほしい．

参考文献

1）Shetty D. Changes in Hospital Mortality Associecited with Residency Work-

Hour Regulations. *Ann Intern Med.* 2007; 147: 73-80.
2) Horwitz L. Changes in Outcomes for Internal Medicine Inpatients after Work-Hour Regulations. Ann Intern Med. 2007; 147: 97-103.
3) Landrigan C. Effedts of Reducing Interns' Work Hours on Serious Medical Errors in Intensive Care Units. *N Engl J Med.* 2004; 351: 1838-48.
4) Lockley S. Effect of Reducing Interns' Weekly Work Hours on Sleep and Attentional Failures . *N Engl J Med.* 2004; 351: 1829-37.
5) Niederee M.A survey of residents and faculty regarding work hour limitation in surgical training programs. *Arch Surg.* 2003; 138: 663-671.
6) T.Shanafelt. Burnout and Self-Reported Patient Care in an Inernal medicine Residency Program. *Ann Intern med.* 2002; 136: 358-367.
7) L Barger. Extended Work Shifts and the Risk of Motor Vehicle Crashes among Interns. *NEJM.* 2006; 352: 125-134.
8) Winsiow ER. Has the 80-hour work week increased faculty hours? . *Curr Surg.* 2004; 61(6): 602-8.
9) Goitein L. Effects of Work-Hour Limitations on Resident Well-being, Patient Care, and Education in an Internal Medicine Residency Program. *Arch Intern Med.* 2005; 165: 2601-2606.
10) Reed D. Effects of Residency Duty-Hour Limits. Views of Key Clinical Faculty. *Arch Intern Med.* 2007; 167(14): 1487-1492.

chapter 2
米国の Academic track の faculty になるということ

カリフォルニア大学サンフランシスコ校麻酔科
アソシエイト・プロフェッサー
橋本友紀

帰国しないという選択肢

　米国での臨床研修後に，日本に帰国しない場合，米国での医師免許あるいは専門医資格を有していれば，様々なオプションの中から次のステップを選択することができる．

　医師として働くのであれば，Private practitioner で働くこともできるし，Academic practice に属することもできる．あるいは Private practice と Academic practice を混合したような形で働くことも可能である．医師以外の職業を選ぶ場合も少なからずあり，コンサルタントや投資銀行で働いたり，あるいは製薬会社において研究を行なったり，経営にかかわったりする人もいる．

　私自身が選んだ Academic practice は，日本では大学病院で働くことに相当するが，米国では一概に Academic practice といっても実に様々なオプションがある．それぞれのオプションの違いは，その中に入らないとなかなか理解しにくい部分も多い．そのため，米国での臨床研修後に，米国で働く可能性が将来の選択肢に少しでもある場合は，様々なオプショ

ンの違いをよく知った上で，レジデントとしての研修時から，将来のfaculty のコースへ向かった準備を進めるべきである．

米国のfacultyの3つのtrack

臨床，教育，研究の専門化とともに

　日本でも米国でも，Academic department＝医局の仕事は同様である．臨床，教育，研究の3つの側面がある．ここ10年間ぐらいの間で，米国の医局では臨床，教育，研究の専門化が進みつつあり，Academic facultyの専門化が行なわれている．

　以前，facultyにはAcademic trackとClinical trackという2つのtrackが主であった．Academic trackは研究に重点を置きながら，臨床，教育を行なっていくfacultyが属していた．一方，Clinical trackは臨床を主とし，その合い間に教育を行なった．Clinical trackに属するfacultyはほとんど研究を行なわなかった．

　最近ではこの2つのtrackの中間に属するEducator trackあるいはScholar trackという新しいtrackが作られつつある．このtrackに属するfacultyは教育を主として，レジデンシーやフェローシップのプログラムのマネジメントあるいはカリキュラムの作成や，学生の教育に携わる．

　ほとんどすべての大学病院あるいは医局ではClinical trackに属するfacultyが大半を占める．それに対してEducator trackは一般的には15%以下である．Academic trackはそれぞれの大学あるいは医局によって数が異なる．

　なぜこのような不均衡が生じるかというと，米国の医局では臨床が主な収益源であるからである．すなわちClinical trackに属するfacultyが医局への収入をもたらすため，Clinical trackに属するfacultyの数は必然的に多くなる．Educator track自体は医局に収入をもたらさないが，レジデンシー・プログラムやフェローシップ・プログラムを円滑に進めるためには

必要不可欠である．

　これに対してAcademic trackはほぼ独立採算制の状態である．自力で研究費を獲得し，自分たちの給料を賄わなければならない．そのため，Academic departmentに属するfacultyの数は常に変動する．

Facultyになる時点でtrackが決定
　これから米国で臨床研修をしてAcademic departmentで働きたい場合，まずfacultyになる初めの契約の時点でtrackがほぼ決定してしまうということを知っておくべきである．どのtrackに配属されているのか，契約書に明記されていない場合が多くあるので注意すべきである．契約の直接の相手となるChairpersonにその点をきちんと確認しなければならない．

　さらに重要なのは，いったんあるtrackに所属すると，他のtrackに移ることは困難だという点である．特に，一度Clinical trackに所属すると，なかなかEducator trackやAcademic trackにかわることはできない．すなわちfacultyとしての最初のステップである，Assistant ProfessorあるいはInstructorの段階でのtrackによって，その後のfacultyとしての仕事の方向がほとんど決まってしまうのである．

　そのため，どのtrackを選択するかということをレジデントの時から考慮して，その準備を始める必要がある．そして自分の希望するtrackから外れないようなフェローシップを選択すべきである．

　理想をいうと，レジデンシー・プログラムやフェローシップ・プログラムの方向性が，将来の自分の希望のtrackと一致しているとよい．しかし，実際のキャリアプランはそう簡単ではない．予測，あるいはコントロールできないことも多々ある．

米国留学をするまで

医師国家試験合格のみが目標ではない
　米国での臨床研修をするなら，当然ではあるが，できることならなるべく早いうちからその準備を始めたほうがよい．ここに，私自身の経験を述べながら，いくつか参考になりそうな留意点を紹介する．

　私の場合，医学部5年生の時にFMGEMSのStep 1，今でいうUSMLEのStep 1を受験した．臨床留学を目指したというよりも，時間に余裕があったので資格の1つとして取得しようと考えた．

　当時は留学者向けの情報は少なく，試験を受けたいと思っても，試験の準備法はもちろんのこと，アプリケーションの取り寄せ方さえもなかなかわからなかった．Amazon.comもない状況で，英語の教科書を入手するのさえ難しかった．ただ，当時の日本の医学教育は比較的ゆったりしていて，試験の勉強に多くの時間を費やす余裕があった．

　医学部の6年生になっても，当時，私の周囲では国家試験の勉強会をあまりしなかったため，焦ることなく，現在のUSMLE Step 2にあたるFM-GEMS Step 2の勉強のための時間が取れた．卒業とほぼ同時にECFMG certificateを得ることができた．

　この経験から学んだことは多い．Step 1では幅広い基礎医学の知識が必要だが，このようなことが将来役に立つのだろうかと疑問に思う人は多いだろう．だが，体系的な基礎医学の知識は臨床医学の理解に役立つ．国家試験を終えて臨床現場で働くようになってからそれを痛感した．そして，当時は予想だにしなかったが，臨床研修後に研究を行なうようになってから，当時の体系的な基礎医学の知識が非常に役に立った．また，FM-GEMSのStep 2の勉強は，日本の医師国家試験に対しての準備という意味でも役立つ．

　医学部の学生にとって，臨床実習修了あるいは国家試験合格のみが主要

な目的である必要はない．医学生として，医学部のカリキュラムだけにとどまらず，自らの可能性を探し，選択肢を広げていってほしい．

Journalを通して知った米国の臨床

　医学英語のためには，学生時代から英語のjournalや教科書を読むことを勧める．といっても，初めて日本語を学ぶ人が広辞苑を読むことなどないのと同様に，医学英語を手早く学ぼうとするならばHarrisonのような分厚い教科書を読むのはあまり合理的でないかもしれない．

　内科の勉強にHarrisonを読むことは意味があるだろうが，医学英語を学ぶという目的においては，ページ数の少ない英文の教科書を数多く読んで，広く英語を学ぶほうが手っ取り早いと思われる．

　そして，教科書のみでなく，学生や研修医向きのarticleを読むことが有用だ．これから米国での臨床研修を考える人たちにはNew England Journal of Medicineを勧める．学生・研修医割引が受けられる点がよい．最近はオンラインで，ほとんどの記事を入手することができるが，やはりプリントされたjournalを実際に手に持つことは重要である．毎週，journalが自分の机に溜まっていくことがプレッシャーになるので，少しずつ読めるようになる．

　New England Journal of Medicineの中の多くの論文は，医学生にとっては難しいかもしれないが，学生向けのいくつかの論文あるいはコーナーがある．"Clinical Problem Solving"がその一例である．これはNew England Journal of Medicine上で，米国あるいは世界の臨床のエキスパートたち2〜3人が，実際の患者の検査・診断・治療をjournal上で行なっているものである．たとえエキスパートといわれている医師でも診断や治療方針を間違ったりするのが面白い．これを読むことによって，実際に臨床で起きていることを理解することができる．

渡米してから見つけたインターンのポジション

マッチング

　私は，岐阜大学での麻酔研修開始2年半後に，米国での研修の機会を求めることになった．米国財団法人野口医学研究所の助けを得て，フィラデルフィアに麻酔の研修先を見つけることができた．1990年の中頃は，麻酔科のプログラムはあまり人気がなかったため，麻酔のレジデンシーのポジションは，野口医学研究所の助けもあり，比較的簡単に決まった．

　しかし，1年目のインターンシップのポジションが見つからずに苦労した．というのも麻酔科の場合は，4年間の研修のうち最初の1年間は，内科や外科などのインターンをしなければならないのだ．

　日本からでは，1年目の内科や外科のインターンのポジションが見つからず，フィラデルフィアに3カ月滞在している間に，三流の病院をいくつも打診して，何とか1年目の研修先を見つけることができた．米国のどこの街にも，いわゆる三流の教育病院がある．そういう病院では，海外から来た研修医を受け入れてくれることが多い．

　何らかのコネクションや過去の実績なしに，日本人が米国で臨床研修先を探すことはいまだ困難である．私のように，日本で2年半だけ研修をして，あまりツテもなく渡米した場合，臨床研修先を探すのは非常に難しかった．しかし，「有名な病院で研修したい」あるいは「大学病院で研修したい」「素敵な病院で研修したい」という条件がなければ，研修先を見つけることは不可能ではない．まずは，「三流」病院でスタートをし，その後少しずつ，自分の希望の方向へかわっていくのも1つのやり方ではある．

インターン中に受け直したUSMLE

　インターンシップ開始後，困ったことに気がついた．1年目のインター

ン中にUSMLE Step 1，Step 2を受け直さなければならなくなったのだ．というのも，大学在学中にFMGEMSのStep 1とStep 2を受けて，ECFMGのcertificateを有していたのは前述したが，岐阜大学で2年半研修をしている間に米国の制度が変更になり，FMGEMSの試験を通じてECFMG certificateを取得した者はNational Board Examを受け直さないと2年目の研修に進めなくなってしまっていた．FMGEMSという試験はなくなり，USMLEのStep 1，Step 2にかわってしまっていたのであった．

日本にいる間，米国の最新の制度についての情報を得ることもできず，National Board Examを受けられなかった．さらに悪かったことに，ペンシベニア州特有の規定により，2年目のレジデントの研修を受ける際には医師免許を有していなければならなかった．つまり，2年目に入る前に，USMLE Step 1，Step 2，そしてStep 3，すべてに合格していなければいけないのであった．そのため，1年目のインターンをしながら，USMLE Step 1，Step 2，Step 3すべてを受けるはめになった．

この痛い経験をしたことで学んだのは，始める前に制度をよく理解しておいたほうがいいということである．また，常に最新の情報を得ておくべきである．そのためには，米国臨床研修に興味を持つ人や，研修を実際にしている人たちが属するネットワークに属することが重要である．1人でやっていても，なかなか情報は入ってこない．情報を共有し合うことによって，個々人の無駄な労力を減らすことができる．

臨床研修を修了することが目標で，そのために必要な情報を得ることは手段にすぎない．自分ひとりで，苦労，努力を重ね情報を得ても，そのこと自体にあまり価値はない．ネットワーキングによって，簡単に，迅速に情報が入れば，余った時間，労力を，他の本当に大切なことに費やすことができる．

1年目のインターンシップは，基本的には内科，集中治療室，ERを行なうプログラムだった．当時は，米国の臨床研修に労働時間制限がなかった．また，三流病院であればあるほど人使いは悪い．3日に1回は当直があり，患者の入院，退院も頻繁だった．

臨床の場面での英語に慣れるのに少なくとも3カ月間はかかった．特に苦労したのは，米国の病院ではほとんどのコミュニケーションが電話で行なわれることである．患者の容態の変化や指示の多くが電話で行なわれた．英語に馴れない者にとって，電話での患者の管理に関するやり取りは簡単ではない．

　さらなる問題として，当時は日本に初期研修制度がなかったため，卒業と同時に麻酔科に入局した私には内科の基礎がまったくなかった．インターンシップは内科を中心としたプログラムだったので非常に苦労した．

　米国の医学校では，学部での実習において，内科あるいは外科での簡単な治療方針の決定およびカルテへの記載を学んでいるため，レジデントとしてスタートした1日目から，簡単な入院・退院をこなせるのは当たり前だった．英語も不十分なレベルであり，かつ内科の基礎もなかった私にはとてもそのようなことはできなかった．

　ただ良かったのは，研修先が三流病院だったので，それほど難しい患者が来院して来なかった．疾患の種類が限られていて，入院といえば心筋梗塞の疑い，脱水症，感染，COPDの悪化といったものだった．しかもほとんどの患者は同様の治療を過去にも受けており，いくつかの主要な疾患や入院のパターンを見つければ，カルテの書き方も指示の仕方もわかった．

　1年間のインターンをなんとか終えた後，1996年にフィラデルフィアのトーマス・ジェファーソン大学（Thomas Jefferson University）の麻酔科で研修を開始した．

日本と米国の麻酔科研修の違い

レジデンシー・プログラムを途中でかわる

　当時のトーマス・ジェファーソン大学の麻酔科のプログラムは，将来，臨床のみでやっていく，あるいはPrivate practiceを選択するのであれば悪くはなかった．しかし，当時，トーマス・ジェファーソン大学の麻酔科

では，一部の臨床研究を除き，活発なリサーチは行なわれていなかった．

私は，将来，研究と臨床を同時に行なえるアカデミックな仕事がしたかったので，アカデミックなレジデンシー・プログラムにかわる必要があると感じていた．当時は麻酔科の人気がなかったため，比較的移動しやすい環境はあったものの，プログラム間での移動は，そう簡単なことではなかった．

いくつかの病院でインタビューを受けた．コロンビア大学の麻酔科ではインタビューの時点でディレクターから「推薦状の内容も大変いいものだし，テストのスコアもいいから，受け入れの可能性はあるけれど，誰かひとり，麻酔科の指導医と直接話をしたい」と言われた．

問題だったのは，トーマス・ジェファーソン大学の麻酔科のプログラムに不満があって，移動先を探しているのであって，協力してくれる指導医——私のことを好意的にコロンビア大学の麻酔科のディレクターに話してくれる指導医——を見つけるのは簡単ではなかった．

しかし幸運なことに，私のadvisorであった指導医が他の病院に移るところだったので遠慮せずに頼めた．その指導医に電話で話してもらった結果，何と電話で話した翌日にはコロンビア大学から契約書が速達で届いた．

このことから言えるのは，どんなに強い推薦状があっても，あるいはどんなにスコアが良くても，何らかの形で，誰か責任のある立場の指導医が個人的に話をしてくれることで，キャリアは大きくかわるということである．

誰かが一本の電話をするだけで，何枚もの推薦状以上の効果がある．どこにいても，自分のために，新たな仕事先へ電話をし，強く推薦してくれる人を持つことは重要である．そのような人を常に持つように，人間関係を大切にすることが重要である．

こうして1997年にコロンビア大学麻酔科へ移動し，翌年にはチーフ・レジデントになった．2年半とはいえ，日本での麻酔の研修経験があったため，米国での麻酔研修は比較的スムーズに行なうことができた．

1999年に4年間の麻酔研修を修了し，米国の麻酔科専門医資格を取得

した．この時点で卒後7年が経過していた．日本の同学年の友人たちは日本での麻酔科専門医資格をすでに取得しており，やっと彼らに追いついたという感じだった．

Evidence と experience と preference

　米国での研修は決められたプログラムが存在し，例えば麻酔科の場合，4年間の麻酔研修修了後に独り立ちできることという明確な目標が掲げられていた．そのため，毎年，定期的な評価が行なわれ，レジデントといえども辞めさせられることが少なからず見られる．実際には成績というよりも，何らかの問題を起こした人，あるいは態度に問題がある人が解雇されることが多い．また，幅広い症例を数多く経験するために，複数の病院で研修が行なわれる．カンファレンス，セミナーといった類いのレクチャーがたくさん設けられている．

　米国でも日本でも，指導医ごとに教えることが食い違っていたり，その指導内容が正反対であることで，研修医が苦労する点は同じである．

　臨床は，evidence と experience と preference の3つが混合して日々行なわれていくものだ．Evidence は，Clinical trial などの結果にも基づいた客観的証拠である．Experience は，過去にこのような患者にこういった治療をして成功したといった，医師の経験に基づくものである．Preference は，例えば2つの治療法がある中で，その医師がどちらの治療法を得意とするかといったような，それぞれの医師の好みのようなものである．

　研修医にとって厄介なのは，evidence, experience, preference の違いが判断しにくいことである．経験がないと，指導医の言っていることが evidence に基づいているのか，experience に基づいているのか，あるいは preference に基づいているものなのかまったくわからない．しかし，それを指導医に質問すると，反抗的あるいは文句を言っていると思われて，評価がどんどん下がっていってしまうことになる．

　そうならないためには，研修医は evidence, experience, preference

を見極める目を育て，自分自身が強くなっていく必要がある．指導医が何か指導しているときに，常にその内容が evidence, experience, preference のいずれに基づいているのかを考え，そして自分自身で勉強し，evidence, experience, preference の違いを見極めなければいけない．

米国の Academic track の faculty になるということ

研究歴がなければ Academic track の faculty になれない

2001 年に，カリフォルニア大学サンフランシスコ校（University of California, San Francisco; UCSF）麻酔科の Academic track の faculty になった．10 年余りの研修がようやく終わった．しかし，これは，単なる出発点であって，やっと本当のキャリアがスタートしたという感じだった．

Academic track の faculty になるということは，他の track に比べてスタートが遅れることを意味する．なぜなら Academic track の faculty になるには研究歴が必要であるからである．

Academic track の faculty の半分以上は，7～8 年かかる MD/PhD プログラムの卒業生である．彼らは医学部の 4 年に対して 7～8 年かけることによって，在学中に MD/PhD を取得し研究歴を得る．あるいは，私が選んだように，レジデンシー修了後に何らかのかたちで研究を続けることで研究歴をつくる．そのためにスタートが遅れていくのである．私の場合も，レジデンシー修了後，2 年間フェローとして主に研究をして，Academic track に入るために必要な，研究歴＝特に論文を書いた．

日本の学位は必要か

臨床留学に際し，日本での学位すなわち研究歴が有用かどうか，よく質問される．学位を有しているという「証明書としての学位」は，米国ではあまり役に立たない．重要なのは，どういう研究をしたかということである．優れた論文をいくつか書いていれば，それ自体が研究歴として認めら

れて，Academic track に入る助けとなる．

　ただ，注意しなければならないのは，実際に日本で学位を取得してから米国で臨床研修を行なった場合，時間的なギャップが生じるため，日本で得た研究の知識や経験が米国での臨床研修修了後の研究に役に立たないこともある．

データ，論文，研究歴の悪循環

　Academic track faculty は研究が本分だが，研究費および研究時間は実はなかなか与えられない．何とか自力で研究費，研究時間を探すことが必要となる．

　米国では研究費は自分で稼ぐ，あるいは grant で獲得するのが基本である．医局は，研究室をスタートする時には多少出資してくれるが，研究を維持するほどの金額ではない．多くの Department は，研究費が得られてはじめて研究室をスタートするための出資をする．

　Grant ＝研究費を獲得するためには論文そしてデータが必要である．データや論文を得るには研究日，研究費が必要である．研究費を得るためには grant が必要である．「卵が先か，鶏が先か」という状況に，Academic faculty は置かれてしまうことが多い．

　多くの Department では，Educator track あるいは Clinical track に属している faculty には研究日がまったく与えられない．そのため，彼らは研究をスタートするのさえ困難である．Academic track の faculty には週に１〜２日の研究日が与えられる．しかし，これではなかなか研究が進まない．では，それ以上の研究日がほしい場合はどうするかというと，研究日を買うのである．

　それには２つの方法がある．１つは研究日に相当する分の給料のカットを受ける方法である．もう１つは研究費から研究日に相当する分の自分の給料を Department に支払う方法である．多くの研究者は後者の方法で研究日を得る．

　例えば，私が所属している UCSF の麻酔科では，現在，研究日を１日得

るのに，自分の基本給の25%を医局に払い戻さなければならない．自分の給料の25%を研究費から出さなければならないのである．

いずれにしてもgrantが獲得できるかどうかが，Academic track facultyにとっては重要なポイントである．現時点では大規模なgrantのほとんどはNIH（National Institutes of Health；米国国立衛生研究所）からのものである．しかし，NIHのgrantは年々獲得が困難になっており，米国で研究をしている者にとって苦しい状況が続いている．アフガン，イラクという2つの戦争が同時に行なわれる中で米国経済が益々悪化しており，NIHの予算に影響を及ぼしているのである．現に，軍事系の予算は2000年以降増加しているが，医学に使われる予算はまったく増加していないという現状がある．

Academic track facultyは，5〜7年でAssistant ProfessorからAssociate Professorに昇進できなければ辞めなければならない．そのため，その間に研究の方向性を決め，かつ研究を軌道に乗せなければならない．1つの研究室を維持していくのに，少なくとも年間2000〜2500万円の費用がかかる．

米国では一般的に，NIHのある程度規模のgrantを獲得できるようになるのにMD/PhDで41〜42歳，MDでは44〜45歳と言われている．つまり，40歳前半から中頃で，やっと研究者として独立できるようになるのである．

常に行なうべき，昇進および条件の改善交渉

Facultyとして米国で働く上で重要なことの1つとして，Department Chairすなわち医局のトップと昇進および契約条件の改善を常に交渉しなければならないということがある．

レジデントおよびフェローの間は文句が多いと評価されない．文句を言わず，指示されたことをすべてやっているといい評価が与えられる．しかしfacultyは黙っていては誰も認めてくれないことも多い．何も言わなければ，満足していると思われて，待遇がどんどん下がっていくという現実

がある．

　私の場合は，初めて NIH grant が取れたものの，なかなか研究室の場所を与えられず，また研究室を設立するために必要な機材等の購入のためのサポートも得られなかった．何度も Chair と交渉したが，なかなか研究室，必要な費用は得られなかった．そこで，他のいくつかの大学に仕事を探しに行き，インタビューを受け，オファーを受けて，条件によっては他の大学へ移ることも辞さないという姿勢を見せた．するとようやく私の出した条件が受け入れられた．

　黙っていては何も得られず，極端な場合には「辞める」という「脅し」をかけることによって，はじめて必要なものが得られるということも少なくない．

　このように，自分の大学と他の大学とを「競争」させることによって，自分で条件を良くしていくわけだが，実際には他の大学に移ったほうが，同じ大学にいるよりも条件は良くなる場合が多い．ただし欠点として，移ることによって研究が1～2年遅れることになる．そのため，常に難しい選択を迫られることになる．

留学によって得たもの，失ったもの

　私が通った同じ道を，多くの人に勧めることはできない．というのも，私が米国で研修あるいはフェローシップをしている間に，同じ学年の日本の友人たちは，日本で指導医および専門医の資格を取得し，そして一部の友人はすでに学位も取得していた．米国に残ることによって，将来を予測することが難しくなるのは確かである．コントロールできないことも多々ある．

　しかし，米国では医師あるいは専門医であるかぎり，様々なオプションがある．たとえ自分が目指す方向に進めなくても，何らかのかたちで生きていける．そういう意味では，時には冒険をすることも悪くないかもしれない．しかし，冒険をするなら，そのリスクを十分知った上で冒険すべき

である．

　また，冒険と言っても，十分な計画が必要となる．米国の臨床研修の知識や経験，あるいは，コネクションを持った人たちとの，ネットワーキングは，よりスムーズな米国臨床研修を行なう上で重要となる．

chapter 3
臨床留学経験者が指導的立場に立つ日

帝京大学医療情報システム研究センターセンター長
帝京大学医学部麻酔科学講座教授
中田善規

敬遠される日本の大学病院

納得できるかどうかが大切

　臨床留学の先にあるものを思い描く時，多かれ少なかれ，「こういうキャリアでなければならない」「これが正しくてこれは駄目だ」といった，ある意味では勝ち組，負け組ともとれる価値観に囚われがちである．しかし，何か決まったものがあるわけではない．

　日本国憲法第22条に，居住，移転，職業選択の自由が保障されているように，どういう道を選択するかは本人次第である．私自身，医学を離れてMBAを取得している．医師のキャリアパスとしては希少だろうが，納得して選んできた道であり，非常に良かった．

　本人が納得していれば，どのようなキャリアを積んだとしてもいいのである．そのことは常に心に刻んでいてほしい．

臨床留学者のパスウェイの実例

しかし，私の個人的な希望として，臨床留学経験者は日本の臨床医学教育で指導的立場に立ってほしいと願っている．臨床留学では卓越した臨床技術を短時間に身につけることができる．その素晴らしい武器を手にした臨床留学者が日本において臨床医学教育に従事すれば，日本の臨床医学教育水準を高めることが可能である．

日本の臨床医学教育水準が向上すれば，わざわざ語学力の向上やマッチング，ビザの取得といったいくつもの難関をクリアして外国に臨床医学研修に行く必要がなくなる．逆に外国人医師が日本に来て，臨床医学を勉強するようになったり，外国人患者が日本に医療を受けに来るようになったりするようになる．

しかし現状では，アメリカの臨床研修プログラムには外国人が2割近くいるのに対し，日本の研修プログラムの中には外国人がほとんどいない．マスコミで頻繁に報道されているように，移植医療あるいは生殖医療を筆頭とした様々な分野において，日本の患者が大金を費やして海外に渡航している．

そして残念なことに，臨床留学後のパスウェイとして，日本の大学病院はあまり選ばれない．それはなぜだろうか．その理由を考える前に，臨床留学者のパスウェイの実例をいくつか提示してみよう．

アメリカの大学病院へ戻る

臨床留学する際は，多くの場合，J-1ビザを取得する．そのため，アメリカの大学病院へ臨床留学した後は，一般的に2年間日本に戻らなければならない．この際，一般病院に勤務するケースが多い．その後，再びアメリカの大学病院へ戻る．

数は多くはないが，日本に戻らなければならない2年の間，一般病院ではなく，大学病院に勤務するケースもある．そして，学位を取得したり，留学中に行なっていた研究を進めたりし，その後再びアメリカの大学病院へ戻る．すると臨床だけでなく，研究方面においても活躍の場を広げるこ

とができる.

　アメリカで日本人が活躍できるのは，素晴らしいことである．しかし，どちらの場合においても，最終的に優秀な人材がアメリカに流出することになり，日本の臨床医学教育水準を高めるという観点から考えると，残念でならない．

日本の一般病院で勤務する

　臨床留学後，日本の一般病院に勤務する．一般病院は臨床の力を非常に高く評価してくれるため，多くの手術を手がけることができるようになる．しかしそうした年月を重ね，最終的にはある程度の年齢がきて，日本で開業するケースが少なからずある．一般病院においても，教育が非常に充実している所があるのは確かである．しかし，多くの若い人たちと触れ合えたり，彼らに影響を与えられる立場になったりするには，一般病院では役不足の感は否めない．

日本の大学病院で勤務する

　臨床留学後，日本の大学病院に勤務し続けて，日本の臨床医学教育に貢献できる立場になる．ほぼすべての日本人医師が日本の医学部・大学病院で教育を受けることを考えれば，日本の臨床医学教育への影響力は非常に大きい．

日本の大学病院に適応できない理由

　研修直後に，アメリカの大学病院に採用されるケースはビザの関係で例外的である．あるいはアメリカのPrivate practiceに入るケースもあるが，これも非常にまれである．そのため，留学後に日本の一般病院に勤務するケースが非常に多くなる．

　逆に日本の大学病院に勤務するケースは少ない．医局という組織に馴染めず，2年間ルール（2 year rule）が終わるとすぐにアメリカに活躍の場

を求めるケース，あるいは途中で，大学病院はもう嫌だといって，一般病院に移ってしまうケースを個人的にいく人か見聞きした．

　海外で得た知識や技術というのは，多くの人に影響を与えるものであり，日本の臨床医学教育水準を高める能力を有しているにもかかわらず，それを発揮することができる立場から去ってしまうというのは非常に残念なことである．日本に80ある医科大学，大学以外，日本人の医師を養成する場所はないのである．

　では，なぜ臨床留学者は日本の大学病院で適応できないのだろうか．臨床留学者，そして日本の大学病院両者にそれぞれ要因がある．

臨床留学者側の要因

　まず，臨床留学者側の要因だが，そもそももともと日本が嫌いで留学したという人がいる．このグループは端から日本での定住ということが選択肢にない．

　様々な留学経験者と話してみたところ，やはり優遇を求め過ぎていることも問題である．「俺はアメリカに行ってきたんだ．どうだ，まいったか」というような態度をすると，大学病院だけではなく，いずれの社会からも受け入れられない．

　また，留学すると臨床が飛躍的にできるようになるが，逆にいうと，臨床しかできないという人もいる．そういった場合は，診療のみならず，研究および教育機関でもある大学病院には当然ながら適応できない．大学病院に所属していても論文をある程度は書かなければ，キャリアアップも望めない．

　そもそも臨床留学を目指す人は一匹狼でいたい，他には頼りたくないというような性格面が強い傾向もあるような印象を受ける．

日本の大学病院側の要因

　一方，日本の大学病院側の要因としては，排他的かつ直線的なキャリアパスが挙げられる．今でこそ，初期研修必修化によって日本の医療におい

てマッチングが行なわれるようになった．そのため，卒業した大学以外の場所に研修に行くケースが増えている．しかし，少し前までは，卒業した大学の医局の中で選択していくというのが基本的なパターンであり，他の大学の医局に属することは，よほど事情がある場合しかなかった．

　臨床留学すると，その直線的キャリアパスから外れることになる．すると，戻ってきたときのポストが用意されておらず，臨床留学者が留学によって培った知識および技術を生かすことができなかった．

　また，貧困な医療環境も日本の大学病院が避けられる大きな要因である．アメリカでは薬剤師，看護師，ソーシャルワーカーといった人たちが全面的にサポートしてくれて，その中で医師にしか専門性が発揮できない部分をこなせば医療が成立する．しかし，日本の大学病院では，医師の専門性ではない部分も医師がやらなければならない．アメリカの医療を経験してしまうと，この点を受け入れるのは容易ではない．これはまったく当然であろう．

　さらに長時間労働も挙げられる．アメリカではレジデント，フェローといえども80時間しか働かない．しかし日本では，初期臨床研修では週40時間以上働いてはいけないことが最近決められたが，上級医師に対する規制はない．すると，大学病院に戻ってきて，臨床がよくできる臨床留学者は長時間労働の大きなターゲットになる．

　これは使える．何でもやってくれると．すると朝から晩まで病院にいて，患者を全部診て，手術も全部やってくれという感じになってくる．最初のうちは「信頼されているのだ．よかった，よかった」と喜んで従事するのだが，大体1年もすると嫌になる．そのため2年間ルールが終わると，日本の大学病院は辞めようということになる．そういった心理的な変化は非常に理解できるところである．

　さらに大学病院でありがちなのは安月給，あるいはひどくなると無月給ということが挙げられる．というのも，以前より非常にフレキシブルになったとはいえ，大学病院には依然としてポジションが少ない．すると，生活のためにアルバイトをせざるをえなくなってしまう．

研究重視の傾向が強いことも，臨床留学者が大学病院から足を遠のかせる要因の1つである．大学病院によっては，研究さえできていれば他は何もできなくてよいといったような雰囲気がみられるところもある．臨床留学者は臨床の腕は卓越していても，研究についてはまったくの初心者である場合も多々ある．そもそも臨床留学者は研究に興味がないのだ．興味があるのであれば臨床留学ではなく，研究留学をするはずである．そのため研究重視の環境に戸惑い，馴染めないと感じる人が多い．新しく初歩から研究方法を学ぶというと，なまじ豊かな臨床経験を有しているだけに，自分の中での抵抗も大きく，様々な壁がある．

　そういったことで，日本の医療側もアメリカでトレーニングを受けた優秀な方々を受け入れる環境が，今まであまり整っていなかったのではないかという印象がある．

大学病院側に表れた歓迎すべき変化

初期臨床研修必修化の影響

　しかしながら，最近，少しずつではあるが，受け入れる側の日本の大学病院にも多少なりとも変化がみられる．

　第一に，排他的かつ直線的キャリアパスウェイが減少した．これは，賛否両論はあるが，初期臨床研修必修化がもたらしたよい面ではないだろうか．以前は同じ大学，同じ地方にずっと居続けなければならない，すなわち大学に入った時点から先の将来が決まってしまっていた．現在は，縁のないような場所で初期研修を受けて，また別の場所に移るといったことが非常にやりやすくなっている．今まではそういうことをすると後ろめたい気持ちがあったり，何となく除け者にされたような気がしたりしていたが，そういった心理的な負担がなくなってきているようである．

臨床重視の追い風

　さらに,「研究重視から臨床重視へ」ということが言われ始めている.というのも,大学病院医師が手術をして患者が死んだといったことがマスコミで騒がれるようになり,日本でも医療訴訟が最近になって増加してきた.訴訟件数はアメリカと比べると格段に少ないが,それでもそうした動きによって,研究重視で臨床が疎かになっている現状を,日本の大学病院が忌々しき問題として捉え始めるようになったのではないだろうか.

　また,学位重視から専門医重視へという観点も出てきた.実際に,学位なしで臨床系教授になる人もいる.これは今までの日本の大学では考えられないことであった.これからは徐々に,臨床能力が高く,医師として患者に人気のある人たちが大学病院でも求められるようになっていくだろう.

　さらに,臨床留学経験者が増加したことも大きな変化である.以前は臨床留学をするというと,何か後ろめたいので日本からコソコソ出ていくような感じがあった.しかし最近は,臨床留学をサポートしてくれる各種組織の活動によって,多様な情報が流布するようになり,「僕もやってみよう」「私もやってみよう」といった人がだんだん増えてきている.実際に留学しないまでも,そういうものに興味を持った,あるいは関わってみたという人が大勢出てきた.そういったところからも,今後,日本の大学病院が受け入れ体制を整えてくれるようになるのではないだろうか.

　徐々にではあるが,人事制度もフレキシブルになっている.一昔前までは日本の多くの大学は国立大学であり,半公務員的であって非常勤で働けなかったり,あるいはアルバイトをするのが違法だったように,様々な制約があったが,そういった縛りがだんだん減ってきたようである.

臨床留学経験者が指導的立場に立つ日

留学前からの大学病院との付き合い

　留学前の大学病院との付き合い方がその後の方針を決める.日本の大学

病院というのは，嫌な面もあるが，つぶしが利くところもあるのは事実である．

日本の医学博士号は海外でも通用するのかどうかは，論じるのが難しいが，少なくともないよりはあったほうがましである．また，日本で書いた論文であっても，テーマを絞って名の通った英文雑誌に掲載されたものであれば，研究する場所が日本であっても，公平に評価されるものであり，通用すると思う．

留学後の進路を決める際の足がかりになることを考え，留学前から，大学病院とうまく付き合っておくことは重要である．

郷に入っては郷に従う

最初に述べたように留学後のキャリアパスを選択する上で最も重要なのは，キャリアパスは留学者本人の自由であるということである．納得して，選択していくことが大切である．

18世紀半ばに，浦賀に4隻の黒船が突然やってきた．これによって日本という国は世界に向けてやっと目を広げた．その後，日本は明治維新に入り，欧米に追い付き，追い越せと，ずっと言ってきた．しかし，もはや日本はあらゆる意味で先進国であるべきところなのに，日本の臨床医学のレベルが欧米と比較して遅れている感は否めない．そうした状況を憂い，新たな高みを求める人々が，将来的に臨床留学を目指すのだろう．しかし，この状況がずっと続いてよいわけはない．外国から多くの医師たちが日本に臨床医学を勉強しに来るようになる時代を心の底から希求する．

そのためにも，臨床留学者は是非とも若手医師を指導する立場に携わってほしい．だからこそ大学病院を変えようという気概をもって，特に外科系の先生がたが帰国後のパスウェイとして大学病院を選択してくれることを切に願う．

留学によって素晴らしい手術技術を身につけた医師やアメリカで活躍している有能な日本人医師たちが，日本で指導的な立場に立って，多くの若い人に影響を与えられるようになる．これが非常に重要なことではないだ

ろうか.

　また，各論的なアドバイスだが，留学中に可能であれば論文を書いた方がよい．特に英語論文は留学後に世界中のどこで働こうとも非常に役立つ．また，アメリカに行けばアメリカに行ったで，「郷に入っては郷に従う」姿勢が必要なのと同様に，日本に帰国すれば，日本でも，「郷に行っては郷に従う」姿勢がある程度必要である．

　臨床留学すると，非常に大きく考え方が変わる．考え方を変えるために臨床留学しているという面がある．新たな考えを持ち，新たな世界を開き，その上でなおかつ日本に帰ってきたいのだが，どうも困ったという時は帝京大学麻酔科にご一報願う．尽力は惜しまないつもりである．

chapter 4

〈パネルディスカッション〉

臨床留学のパスウェイ

座長
東京女子医科大学医学部麻酔科教授—野村　実

パネリスト
ミネソタ大学呼吸器内科・集中治療内科クリニカルフェロー—永松聡一郎
カリフォルニア大学サンフランシスコ校麻酔科アソシエイト・プロフェッサー—橋本友起
帝京大学医療情報システム研究センターセンター長／
帝京大学医学部麻酔科学講座教授—中田善規

ポジション争いは自己との闘い

野村　では，ディスカションを始めたいと思います．

——アメリカではポジションの数が決まっていて，常に競争の中に身をおいており，そのためにある程度のレベルが維持されるといわれますが，弊害としてはどのようなものがありますか．途中で辛くなることはありますか．

永松　確かに，レジデントであれ，フェローであれ，ファカルティーであれ，ポジション数は決まっているので，常に競争の中に身をおく状況ではあります．しかし，結局のところ，自己の努力と感性の問題であり，他人

との競争は意識したことはあまりありませんでした．つまり，私は他人と競うのではなく，自分との闘いなのだと思います．

　フェローシップのマッチングに臨む際に決めていたことが私にはありました．仮に，マッチできなかった場合，私は市民権がないので日本に帰ってくるしか選択肢がありません．ですから，その時は後悔せず潔く日本に帰国することができるように，全力で研究をして，全力でパーソナル・ステートメントを書いて，全霊をこめてインタビューに行き，最善の状況でマッチングに取り組むことができました．

橋本　制度の弊害として1つ挙げられるのは，レジデンシーの途中でフェローシップに応募し，マッチングを行なうため，次のポジションが決まった時点で，皆がやる気をなくしてしまうことがあります．例えば麻酔科のレジデンシーは4年間ありますが，4年目の中頃には次の仕事が決まってしまいます．すると多くのレジデントは残りの半年間，何も仕事をしないし，評価も気にしなくなるといったことが実際に見られます．

　次に個人に及ぼす弊害ですが，特に日本からの留学者はレジデンシーあるいはフェローシップのマッチングに苦労することもあり，かつ留学というのは皆が気軽にできるものではないため，レジデンシーあるいはフェローシップが終わった時点で，何か自分が大きなことをしてしまったと思って，達成感を抱いてしまいがちなことが挙げられます．

　実際はレジデンシーあるいはフェローシップが終わったとしても，まだやっとスタート地点に立った段階で，それからやっと仕事が始まるわけです．また，仕事に入ってからも，毎年毎年，新たなスターティング・ポイントに立つということを心に留めていただけたらと思います．

　大きなことを達成したと感じてしまうと，日本に帰国する際に，自分は大きなことをやったから認めてもらえるだろうと期待してしまいます．しかし，実際には研修が終わっただけですし，期待に応えられるだけの受け皿が必ずしも用意されているわけではないのです．多くの方はそれで苦労しています．

中田 アメリカの競争が何となく過激に見えるのは，ある意味オープンだからだと思います．「これとこれをやらないと，次はないぞ」というのがはっきりしており，そういう意味では公平な競争ですが，あるいは傍から見ると非常に過酷な世界に生きているような感じがするのかもしれません．

しかし，アメリカに留学する，しないにかかわらず，どの分野にもある程度の競争はあります．そしてその中で自分の欲しいものを手に入れようと思ったら，その競争に勝たなければならないという原則は日米ともに変わりません．ですから，アメリカに行ったから弊害があって，日本にいたら弊害がないといった問題ではないと理解しております．

野村 当財団でも様々な国への医学留学を支援していますが，コンペティションについては年々どこの国でも厳しくなっている状況のようです．

日本と異なるアメリカの医学教育システム

――大学病院で2年間の研修医を終えて，一般総合病院で外科のトレーニングを受けています．日々働いていると，新しい情報は常にアメリカから入ってきて，様々な意味でアメリカの力の大きさを痛感することが多々あります．

実際に留学を経験されて，今の日本とアメリカの医学レベルに大きな差があると実感することはありますか．また，一般外科での留学を考えていますが，外科での臨床留学はやはり難しいのでしょうか．

橋本 まず，日本とアメリカの医学の水準に差があるかどうかについてですが，私は大きな差を感じることはありませんでした．平均寿命は日本の方が上ですし，医療全体の効果については日本の方がうまくいっているような気がします．日本とアメリカでは医学教育のシステムが異なるから，特性の出方が異なるのは当然のことで，お互いのいいところもあれば悪いところもあるという感じです．必ずしもアメリカに臨床留学したからと

いって，いいところだけが学べるわけではなく，多少なりとも悪いところを学ばざるをえないというのもあります．

次に外科系での臨床留学についてですが，アメリカの学生は考え方のスパンが非常に短いため，常に人気のある科がかわりつつあります．ですから，数年前に人気のあった科が今は人気がなくなって，今は人気のない科が数年後には人気が出るかもしれず，予測は難しい状況です．

現状としては，一般外科は労働時間が長く，レジデンシーの多くのプログラムは5年間前後と長くかかるので，徐々に人気がなくなってきています．そういう意味では，現在は多少留学しやすくなっているのではないかと思います．ただし，それが2年後，3年後にどうなっているかは予測できないということを頭の片隅に留めていただけたらと思います．皮膚科，脳外科，耳鼻科といった，以前から人気のある科については，このままかわらないと思います．

中田 外科系での臨床留学については，私はアメリカを離れて大分経つので，何とも答えられません．最初の質問についてお答えします．

日本とアメリカの医学の水準に差があるかどうかについてですが，医師個人の能力だとか，研究者個人の能力については，日本人は決して引けをとっていません．むしろ日本人の研究者の方が優秀ではないかと思う場面が多々あります．

では，なぜこのように大きな違いがあるかといいますと，システムの問題だと思います．サポート体制や教育システムを明文化しており，目標が明確になっているところは，アメリカのとても優れたところです．

私の留学先では，レジデントの時に毎月レポートを受け取ります．先月のパフォーマンスはどうだったかといった通知表みたいなもので，それを36カ月間溜めて，評価が決定します．そのため，非常にシステマティックに目標が明示されていて，どういった努力をすればいいのかがよくわかる，すなわち可視化されているというところが非常に大きなところだと思います．

野村 当財団にもピッツバーグ大学をはじめ，外科系のルーツを持った先生もいらっしゃるので，連絡先をお教えして，今後のお役に立てていただけたらと思います．

——500床クラスの一般病院で2年目の研修をしていますが，「見て覚えろ」，「分からなかったら自分で調べろ」という指導医が多く，教育を受けているという実感がありません．大学6年生の時に，コロラド州のデンバー市民病院の小児外科で2カ月間実習を受けたことがありますが，毎日レクチャーがあり，日本人学生の私にも分かりやすく教えてくれました．この日本の見て盗む教育方法と，アメリカの手取り足取りの教育方法では，民族性の違いかもしれませんが，どちらが良いと思われますか？

橋本 確かに，日本とアメリカでは教育方法がかなり違います．両方の教育を受けた立場でお答えします．どちらが悪いというのは難しいところで，日本でもアメリカでも，例えば手術後の死亡率が顕著に高いということはないわけですから，どちらも同じぐらいだと思います．ただ，アメリカの場合は，多くのアメリカ人は会話好きであり，とにかく何でも口で説明するのが好きだという，やはり民族性というのはあると思います．

野村 アメリカではファカルティーにも評価があり，きちんと教育をしないと評価が下がって，給料も下がることになるというところも多少なりとも関係するのかもしれません．日本の場合は，お互いを評価する仕組みが，最近は臨床研修システムの中に組み込まれてきているとはいえ，まだ成り立っていないような気がします．日本人はあまりにも教えなさ過ぎのような気がします．

——医学部5年生です．今まで受けてきた基礎医学の講義が，臨床実習ではまったく役に立たず，ギャップに苦しんでいます．教育担当の先生に，もっと臨床寄り，すなわちアメリカのような形で教えてほしいと意見を述

べたら，アメリカの医学部教育というのは臨床医を育てるためにあって，日本のそれはリサーチマインドを育てるためもあるので，アメリカのような教育方法はとりたくないと言われました．そのことに関して意見をお願いします．

中田 確かにアメリカのメディカルスクールというのは，臨床医を育てるというのがミッションになっていて，完全に臨床医向けになっています．

日本では，医学部の基礎講座，すなわち生理学や解剖学などは，医学部を出てから基礎研究を行なって，名前を上げた先生方が講義を行ないます．医師の中での教育であって，臨床での問題点に対して，基礎に立ち返って解決策を見出せるような教育を目指すところがあります．

どちらがいいかというのは，結局のところ，そのミッションによると思います．日本では，医学部卒業後，基礎の教室で研究に従事する人もいるため，決して臨床医教育だけを行なっているわけではありませんが，アメリカの場合は，基礎研究に従事している人の大半は MD 以外の人であって，医学部はあくまでも臨床医教育なのです．

日本の優秀な基礎の先生がたが世界で活躍している点をみても，日本とアメリカのどちらの教育システムがいいのかということは，一概には言えない部分であり，あくまでもミッションによる部分だと理解しています．

——アメリカの大学の指導者数は，学生との比で，日本の 2，3 倍は多いそうですが，そのように多くの人員を抱えられるのはどうしてなのでしょうか．日本の場合，優秀な指導者がいても，コストがなくて解雇せざるをえないということが実際に起こっていると耳にします．優秀な医師たちに見合うポジションがもっと数多くあれば，日本の医療はもっと良くなるのではないかと思いますが．

中田 まったくおっしゃる通りです．日本とアメリカの教育方法の違いの原因の1つとして，教員が教育に割ける時間の問題ということが非常に大

きなファクターとなっていると思います．日本の500床クラスの一般病院はとても忙しいので，細部まで手取り足取り指導するような時間は割けないのが現実なのだろうと思います．

　これは，日本の大学で教えているわれわれ自身の責任でもありますが，日本で医学教育にかけられている費用というのは，アメリカと比べると桁違いに低いです．人員においてもしかり，ポジションにおいてもしかり，です．優秀な方々が日本で指導的な立場に就いて，十分な時間と余裕を持って，学生なり研修医なりに接することができる環境を，本当は一刻も早く整備しなければなりませんし，今後の課題だと認識しております．

医学教育のスペシャリストになるには

――医学教育に非常に興味があります．橋本先生の講演の中でファカルティーの3つの区分が紹介されていましたが，あれは1つのDepartmentに所属するファカルティーの中に3つの区分があるということなのでしょうか．

橋本　そうです．ファカルティーのある時点で，各トラックに振り分けられることもあれば，自分で選ぶことができる場合もあります．Academic-trackについては，自分で用意をして，そのトラックが選べるように仕向けることが比較的容易ですが，Educator trackについてはまだパスウェイも完全には確立されていないので，Academic trackほど容易ではありません．

　多くの場合，Educator trackにはレジデンシー・プログラムの間にチーフレジデントになって，学生や他の研修医の指導に興味を持ってかかわってきた人が入ることができます．そのプログラムを理解した上でプログラムの運営に携わっていくようです．

　また最近では，それぞれのDepartmentで教育に興味を持った医師同士が連絡し合う委員会を立ち上げて，カリキュラムあるいはプログラムを

作っていくというのも注目されています．

――アメリカには Medical educator のフェローシップがあると聞いたことがありますが，今のお話では，そういった教育専門のフェローシップを経なくても，Medical educator になることができるということでしょうか．

橋本 Medical educator のフェローシップは麻酔科では聞いたことがありません．内科はいかがですか？

永松 Faculty development のことをおっしゃっているのかもしれません．

橋本 確かにいわゆる Educator track に入ったファカルティーの一部の人たちは，Department curriculum の時間あるいはお金をもらって，コースを受けたり，勉強会を開いたりしています．
　やや tricky ではありますが，ACGME に入らないようなフェローシップを有する多くの Department では，Educator についてはすぐに Assistant professor あるいは Clinical instructor といったファカルティーとして採用せずに，フェローという名前で訓練の機会を与えて，その人が本当に Educator として伸びる資質があるかどうかをチェックするというようなことはあるようです．そして，見込みがあると判断されれば，採用してもらうことができます．Educator になりたい場合，そういったプログラムに入るのは，１つのいい選択だと思います．

留学後に役立つ日本とのネットワーク

――臨床留学後に日本に帰国する際，ポストを見つけるのが難しいという話を少なからず耳にしますが，割合としてはどれくらいの方々が苦労している状況なのでしょうか．ポストを見つけるのが難しい理由として，主にどういったものがありますか．

中田 割合はわかりませんが，大半の人はアメリカに留学する時にも苦労しますし，帰国する時にも苦労します．よほど超人的な能力がないかぎり，ある程度の苦労を回避することはできません．慣れた人たちと別れて，まったく知らない人たちの中で働き始めるというのは，いかなる場合でも苦労を伴うものです．

橋本 統計はないですが，結構多くの人が苦労している印象を受けています．理由としては，中田先生のお話でもあったように，元々性格の悪い人が臨床留学をするのか，あるいは臨床留学をすると性格が悪くなるのかは分かりませんが，留学によって日本の社会では受け入れられにくい性格に多少なりとも変わってしまうようであり，留学者自身はそれには気づかずに日本に帰国し，苦労しているようです．

　まったく日本を無視して暮らしていると，日本での様々な出来事が分からなくなってしまいます．留学中も常に日本と何らかのネットワークを保ち続けることが重要だと思います．

永松 私の場合，日本に帰国した際に，日本側で求められている資質と，アメリカで積んだ経験や自分の有している能力がマッチすればいいだけだと思っていますので，そういった不安はまったくありません．今，楽天的に向こうで楽しんでいます．ただし，日本の医療情勢がどういったものかを定期的に分析し，日本とのコミュニケーションを定期的に行なうように気をつけています．

――臨床留学してきた医師を受け入れる側としては，留学経験者たちに具体的にどういった能力を期待するのでしょうか．純粋に臨床能力なのでしょうか．あるいは大学の既存のシステムを動かすようなリーダーシップなのでしょうか．

中田 臨床能力については，患者が最終的な消費者ですので，患者が求め

ている臨床能力を身につけて帰国すれば，大学には受け入れられるはずです．また，リーダーシップについては，例えば，日本では移植医療があまり根付いていないので，日本の患者は困っている現状があります．そういった時に，アメリカの移植医療を学んだ留学経験者が日本の大学に招聘されて，新たにシステムを導入するように求められるといったことはあると思います．

いずれにしても，結局のところ，大学病院には既存のシステムがあって，その組織の中で働くことになるので，どの人間社会でも常に付きまとうことですが，その中でうまくやっていくことが必要です．ですから，臨床留学者に新しい仕組みをつくるような仕事を任せるかどうかは，最終的には個人の資質によるところが大きいと思います．日本以外の医療システムを実際に経験した臨床留学者たちには，そのポテンシャルが全員にあると思います．

医学生のうちに身につけておきたい社会性

——現在，医学部4年生です．将来，臨床留学をしようと考えた場合，学生の間に，USMLEの取得以外に是非とも取り組んでおいた方がいいということはありますか．

永松 いったん研修医になったら，趣味の活動はほとんどできませんから，自分のやりたいことがあれば，思う存分，学生時代にやっておくことをお勧めします．私の場合は演劇活動に打ち込んだ結果，大学の成績は追試ばかりでした．でも，今，この場に立ってお話することができています．学生の間はテスト勉強にかける時間は最小限にして，自分の今の人生の，今の時間しかできないことに時間を費やすということはすごく素晴らしいことだと思います．

野村 アメリカの制度は日本とは随分異なっているので，臨床留学にはど

ういった形があるか，どういったことを目指すかといった情報収集は行なっておくといいかもしれません．

――留学のための諸資格はやはり学生の間に取得しておくべきでしょうか．

中田 決してそうとは思いません．思い立った時にやっていだだければ十分です．というのも，臨床医学をやっていく上で重要なのは，チームとして働きやすい人かどうか，チームワークがとれるかどうか，人間として信頼できるかどうかということなのです．つまり，まっとうな社会性を非常に求められます．

ですから，学生時代にあまり勉強していなくても，その他のことに打ち込んでいれば，臨床留学した際にそういったところで培われた，いわゆる教養，文化，あるいは人間関係の処し方といったものが大きく評価されます．そういうところは是非とも学生時代に磨いていただいて，ある時もし思い立って，やる気が出たら，その時に試験勉強に取り掛かっても，決して遅くないと思います．

英語の壁を克服するには

――英語についてですが，具体的にどれぐらいのレベルまで留学前に達していないと，向こうに行ってから現実的に働くことができないというのがあれば教えてください．

永松 帰国子女あるいはネイティブ並の言語能力を有している方以外は，すべての方が英語で苦しむと思います．それは覚悟しておいたほうがいいです．私の場合，インターンが始まって最初の仕事として患者さんの診察に行ったら，「医者の勉強の前に，英語を勉強し直してこい」と言われて，診察拒否に遭いました．

アメリカは移民が多い国ですので，教会やコミュニティ・スクール等に移民向けの英会話学校がたくさんあります．私の場合は，レジデントの勤務が終わる夜6～7時に，疲れ果てながらコミュニティ・スクールに行って，タクシーの運転手さんや中華料理屋のオーナーの人たちと一緒にABCの発音から練習しました．また，大学プログラムでは，私の勤務が忙しいのが分かっていたので，言葉のアクセントを矯正する専属のカウンセラーさんに付いてもらうことができました．

　そういう意味ではカリキュラムやプログラムのサポートも重要です．イントネーションを間違えると言葉は絶対通じません．そのため，イントネーションをどこに置くかという練習を，アドバイザーの方に付いてもらって，半年近く矯正しました．

　臨床の現場で問題となるのは，医学英語ではなく，むしろ日常会話だと思います．それを解決するためには，残念ながら時間の積み重ねしかないと思います．あとは自分をできるだけexposeさせましょう．例えばガソリンスタンドで給油する時でも，その時あえてお店の中へ入って，ガソリンスタンドの人と5～10分話すといった，日々の積み重ねが語学に対しては重要です．

野村　英語の壁とよく言われますが，乗り越えられない壁ではないということですね．

留学するタイミングとは

――レジデントを経ずに，フェローから臨床留学を行なうには，どのような制約がありますか．

永松　2点あります．まず1点目は，フェローから入るのは，レジデントから入るよりも確実に門戸が狭いため，かなりハードルが高くなります．2点目は，これが決定的な違いだと思いますが，フェローだけ修めても，

アメリカの専門医の認定基準を満たさないので，Board（専門医資格）を取得することができません．Boardを取得しようと思ったら，レジデンシーは必須です．

中田 Boardを取得できないとなると，最終的には日本に帰国することになります．しかし，フェローで留学して，臨床の腕を磨いて，日本で活躍の場を見出したいというのであればいいのではないでしょうか．

橋本 外科系では少数ではありますが，日本で十分に臨床の訓練を行ない，特殊な技能を身につけてから，フェローでもって臨床留学をスタートして，ファカルティーとしてそのままアメリカで働いている方がいます．
　欠点としては，将来，何らかの形でうまくいかなくなった時，あるいは違う場所で働きたいと思った時に，Boardを有していないために，多少なりとも制約を受けることがあるかもしれないということが挙げられます．とはいえ，世界的に有名な技術を有していれば，Boardを有していなくてもおそらく何とかなるのではないでしょうか．

――日本には初期研修と後期研修がありますが，留学後は日本に帰国して臨床に従事したいと考えている場合，初期研修が終わってから留学するのと，後期研修が終わってから留学するのでは，どちらがいいのでしょうか．

野村 日本では2年間必修の初期研修はありますが，後期研修というのははっきり設けられているわけではないので，2年目が終わった後に留学するべきか，あるいはもう何年かトレーニングを積んでからがいいのか，ということですね．

中田 留学される方の目的によると思います．初期研修後に何年か日本でトレーニングを積んで，ある程度できるようになって，さらに専門を極め

たいということで臨床留学を行なうのであれば，フェローシップから入ればいいわけですし，初期研修後すぐであれば，レジデントからということになります．

　それは留学する方が，臨床留学に何を求めるか，どういったライフプランを立てているのか，あるいは臨床医学後にどうしたいのかということまで考えて，決めていけばよい問題だと思います．

――病院によっては，臨床留学を奨励していたり，海外との交流が盛んであったりするところがありますが，将来，臨床留学を考えている場合，そういった病院を研修先に選ぶべきなのでしょうか．

野村　提携先を持っている病院を研修先に選ぶことで，マッチングが有利になるかどうかということですね．ただ，年々マッチングが厳しくなってきているということなので，その枠が実際に留学しようと思った時に確保されているかどうかは難しいところですが．

中田　日本の初期研修は，各科ローテーションのような形で行なわれます．一方，アメリカのレジデントというのは専門教育に入りますので，病院同士のつながりよりも科のつながりの方が強くなります．大きなこだわりを持つ必要はないかもしれません．留学に関する情報収集やツテの確保には，こういった会を利用していただければ十分なのではないでしょうか．

野村　診療科を決めてからでないと分からないということですね．

無給で雇い入れてもらうことの難しさ

――将来はリサーチをやりたいと思っています．ポストがなかった場合に，無給であれば雇い入れてもらうことができるのでしょうか．また，大学ではなく，財団の研究所のようなところでもリサーチの仕事をすること

ができますか．

橋本　実際に日本から来ているポスドクの方で，無給で働いている方は多いですし，アメリカの多くの研究室がNIHのバジェット・カットで苦労していますので，無給の人は大歓迎と思います．

　ただ，受け入れ側としては，無給で雇う場合はその人からリターンがなくてもいいかなという気分になる時が正直あります．自分がお金を払っていると，どうしてもその分は返してほしいということで，指導に多少なりとも力が入ります．そのため，無給で働く場合は，何らかの形で向こうがきちんと指導してくれているかどうか，確認することが大切です．

　また，研究室については，なかには財政的に逼迫しているところもあるので，grantが確保されているかどうか，どの程度の実績があるかどうかということを調べる必要があります．

これから臨床留学を目指す人たちへのメッセージ

——臨床留学を実際に経験されて，これから臨床留学を目指す人たちに何か期待したいと思うようなことはありますか．

橋本　あまり難しく考えないことです．こういうステップとこういうステップを踏んだら臨床留学ができて，臨床留学をしたら，その後にこういうステップがあってと考えて，実際に臨床留学すると，結構痛い目に遭いますから，パスウェイをまっすぐなラインとして考えずに，その場，その場で，自分が気に入ったことを見つけることが大切です．毎年状況が変わりますから，新たに自分が置かれた状況に反応して，少しずつ将来の計画を調整してもらいたいと思います．

永松　先のことが見えなくて，不安につつまれているかと思いますが，他人と違う選択肢を選ぶことを恐れないでください．その迷いがなくなった

ら，本当に自分がやりたいことがすぐに見つかってきます．

中田　未知の世界に挑戦したいと思うのは若者として当然です．その精神を持って臨床留学を目指せば不可能なことはありません．その挑戦の過程の中で自分の方向性もおのずと明確になるものと思います．

資料 1

2010 年度 JANAMEF
《研修・研究, 調査・研究助成募集要項》

助成要項（A）——研修・研究助成
（JANAMEF-A）

1. 助成内容　医療関係者の米国・カナダ他における医療研修助成ならびに米国・カナダ他の医療関係者の日本における医療研修助成（研修期間1年以上）

2. 応募資格　① 2010年4月1日から2011年3月31日までに出国する方のみが対象者に変わりました
　　②臨床研修あるいは医学研究を希望する医療関係者で各専門職種の免許取得の方
　　③ TOEFL CBT 213点以上, PBT 550点以上, iBT80点以上の取得者
　　④ USMLE/Step1・Step2CK・Step2CS・MCCEEGFMS・CGFNS等の合格者が望ましい
　　⑤臨床研修を目指す方が望ましい
　　⑥研修先が決まっている方（研修先の紹介はしておりません）。あるいは, マッチングに応募していて3月31日までに結果が確定する方

⑦当財団から4年以内にA項の助成を得た方，あるいは他財団より助成を受けた方は応募資格はありません．
＊応募資格につきましては財団ホームページを確認ください

3．助成人数　毎年約10名前後
　　助成額　最高100万円（総額1000万円）

4．提出書類　①申込書（所定用紙・JANAMEF A-1，A-2，A-3，A-4，A-5，A-6）
＊申し込み用紙ダウンロードページでPDF書類がダウンロードできます
②履歴書・和文（所定用紙2枚．上記PDF書類とセットになっています），英文（A4サイズ・1枚／書式自由）各1通
＊①，②の写真は同一写真で，証明用として最近3カ月以内に撮られたもの
＊家族構成（履歴書に必ずご記入ください）
③卒業証書のコピーまたは卒業証明書
④専門職種免許証のコピー（縮小コピー可）
⑤USMLE/Step1・Step2CK・Step2CS等の合格証をお持ちの方はコピーを提出してください
⑥英語能力試験（TOEFL等）の点数通知書のコピー
＊TOEFLを取得されていない方は要受験
⑦論文リスト（主な3篇以内 JANAMEF A-5）をA4サイズ1枚に
⑧誓約書（所定用紙・JANAMEF A-6）
⑨推薦書（英文厳守・A4サイズ，1枚）2通
＊推薦者のうち1名は当財団賛助会員であること

＊2名とも賛助会員でない場合は，どちらか1名に賛助会員になってもらってください（賛助会費・1口1万円）
　　　＊推薦書はレターヘッド付の便箋を使用し，英文でお書きください（日本語の推薦書は認められません）
　　　＊ひな型はありません
　　　＊応募者の方の人物像がわかる内容をご自身の言葉で、また推薦者の方の財団との現在・今後の係わり合い方も含めてお書きください
　　　＊推薦書は推薦者本人が直接、財団へお送りください
　　⑩米国・カナダ他あるいは日本での研修または研究受入れを証明する手紙
　　　＊受入れ先機関の代表者または指導者のサイン入りのもの（コピー可）
　　⑪収入証明書または契約書のコピー
　　　＊留学中，日本での収入がある場合も必ず1年間の総額を証明するもの（給与証明書等）を付けてください
　　⑫応募者一覧表作成用書式
　　⑬上記1-12とセルフチェックリスト

　書類はできるだけタイピングしたものをご提出願います
　（他にタイピングしたものの，切り貼りでも結構です）
　　以上14項目の書類をクリアファイルに入れて期限までに提出してください

5．応募締切　2010年3月31日（期日までに着，厳守）

6．選考方法　選考委員会が書類審査ならびに，面接のうえ採否を決定します．

7．選　考　日　５月初め予定

8．選考結果の通知
　　　　　　　　応募者本人宛に郵便により通知します．

9．送金方法　合格者は出入国日を所定の連絡票によって財団に通知してください．それにもとづいて振込みます．

10．義務　　　１）研修開始後の近況報告（財団所定の用紙に記載．JANAMEF NEWS 掲載用）
　　　　　　　２）研修報告
　　　　　　　＊財団所定の用紙に記載のこと．A4，３枚程度（日本語または英語．帰国後１カ月以内）
　　　　　　　３）賛助会員に入会
　　　　　　　４）財団主催のセミナーや財団活動への協力等
　　　　　　　５）助成金に対する使途明細書を提出（帰国後１カ月以内）

11．助成金の取消
　　　　　　　　下記の不履行があるときは，助成金の取消，助成金の停止，もしくは振込まれた助成金の返却を通告します．
　　　　　　　１）提出書類に虚偽の記載があった場合
　　　　　　　２）医療関係者としてふさわしくない行為があった場合
　　　　　　　３）第10項の義務１）〜５）までの不履行

助成要項（B）——研修・研究助成
（JANAMEF–B）

1．助成内容　日本の医療関係者の米国・カナダ他における調査・研究助成，ならびに米国・カナダ他の医療関係者の日本における調査・研究助成（在外期間1年未満）

2．応募資格　財団の事業目標に合致した分野での短期調査・研究を希望する医療関係者で，海外および日本での生活に直ちに順応できる人物であること．ただし当財団から4年以内に助成を得た者は対象としません．

3．助成人数　若干名
　　助成額　10万〜50万円（総額500万円）

4．提出書類　①申込書（所定用紙・JANAMEF B-1，B-2，B-3による）
　　　　　　＊申し込み用紙ダウンロードページでPDF書類がダウンロードできます
　　　　　　②履歴書・和文（添付の所定用紙・2枚），英文（A4サイズ・1枚／書式自由）どちらか1通
　　　　　　＊①，②の写真は同一写真で証明用として最近3カ月以内に撮られたもの
　　　　　　③卒業証書のコピーまたは卒業証明書
　　　　　　④専門職種免許証のコピー
　　　　　　⑤米国・カナダ他および日本での調査・研究の受入れを証明する手紙等（コピー）
　　　　　　＊受入れ先機関の代表者または指導者のサイン入りの手紙

⑥推薦書（英文・A4サイズ，1枚）2通
＊推薦者のうち1名は当財団賛助会員であること
＊2名とも賛助会員ではない場合，どちらか1名に賛助会員になってもらってください（賛助会費・1口1万円）
⑦英語能力試験の点数通知のコピー（TOEFL・TOEIC・IELTSなど）
⑧誓約書（所定用紙 JANAMEF B-3）
⑨渡航計画書
⑩応募者一覧表作成用書式
⑪セルフチェックリスト

　PDF書類はそのままタイピングしてプリントアウトして提出してください
　書類はできるだけタイピングしたものをご提出願います
（他にタイピングしたものの，切り貼りでも結構です）
　以上10項目の書類をクリアファイルに入れて期限までに提出してください

5．応募締切　　毎年：前期締切り3月31日および後期締切り9月30日（期日厳守）

6．選考方法　　選考委員会が書類審査により行います．

7．選　考　日　　毎年10月および5月初め予定

8．選考結果の通知
　　　　　　　　応募者本人宛，郵便により通知します．

9．送金方法　　財団所定の連絡票による出国または入国日の本人の通知に

もとづいて振込みます．

10. 義務　　1）調査・研究報告
　　　　　　＊財団所定の用紙に記載．A4，1枚
　　　　　　＊帰国後1カ月以内
　　　　　　2）賛助会員に入会
　　　　　　3）財団主催のセミナーや財団活動への協力等
　　　　　　4）助成金に対する使途明細書を提出すること

11. 助成金の取消
　　　　　　次に述べる行為が確認された時，助成金の取消，助成金の停止，もしくは振込まれた助成金の返却を通告します．
　　　　　　1）提出書類に虚偽の記載があった場合
　　　　　　2）医療関係者としてふさわしくない行為があった場合

⦿問い合わせ先
（財）日米医学医療交流財団
〒113-0033　東京都文京区本郷3-27-12　本郷デントビル6階
（財）日米医学医療交流財団
Tel：03-6801-9777
Fax：03-6801-9778
e-mail ● janamef1988-info@janamef.or.jp

資料 2

JANAMEF 助成者リスト

2009 年度
助成者リスト（医師A項）

ID	Year	氏名	研修先・分野
334	2009	内野三菜子	Ontario Institute for Studies in Education of the University of Toronto
335	2009	亀井秀弥	London Health Sciences Centre, University of Western Ontario
336	2009	北濵誠一	Legacy Emanuel / Good Samaritan Hospital
337	2009	木田康太郎	Massachusetts General Hospital
338	2009	阪下和美	Pediatric Residency Program, The University of Hawaii
339	2009	筒泉貴彦	University of Hawaii
340	2009	長岡武彦	St. Vincent's Hospital Melbourne
341	2009	早川佳代子	Division of Infectious Diseases, Wayne State University School of Medicine
342	2009	許　智栄	University of Pittsburgh Medical Center Shadyside
343	2009	三橋弘嗣	University of Calgary Foothill's Medical Center
344	2009	森田泰央	University of Iowa Hospitals and Clinics

＊頭のIDは『救急医療にみる医学留学へのパスポート』よりの続きの番号です．

2009年度
助成者リスト（医師B項）

ID	Year	氏 名	研修先・分野
122	2009	上原由紀	Mayo Clinic, Department of infectious Diseases
123	2009	金澤伴幸	British Columbia Children's Hospital
124	2009	北川 洋	Harvard School of Public Health
125	2009	古賀晋一郎	Department of Pediatrics and Neurology, Children's Hospital of Michigan
126	2009	山田徹	Division of Thoracic Surgery, University of Division of Cardiac Surgery,Toronto University of Pittsburgh Medical Center

＊頭のIDは『救急医療にみる医学留学へのパスポート』よりの続きの番号です．

2008年度
助成者リスト（看護師A・B項）

ID	Year	氏名	研修先・分野
123	2008	大村まゆみ	Portland State University
124	2008	岡 愛子	Portland State University
125	2008	笠原則子	Portland State University
126	2008	金澤綾子	Portland State University
127	2008	工藤 恵	Portland State University
128	2008	熊倉純子	University of California, Riverside Extension
129	2008	藏岡香織	Portland State University
130	2008	児玉ルミ子	Portland State University
131	2008	佐藤志保	Portland State University
132	2008	高取ケイ子	Portland State University
133	2008	中島ひろみ	Portland State University
134	2008	長谷川和美	Portland State University
135	2008	廣瀬由希子	Portland State University
136	2008	藤岡 寛	Portland State University

137	2008	藤岡　理恵	Portland State University
138	2008	吉田　和史	Portland State University
139	2008	吉田真理子	Portland State University

＊頭の ID は『救急医療にみる医学留学へのパスポート』よりの続きの番号です．

資料 3

環太平洋・アジア基金

1．助成内容　①日本での講演，研究並びに研修のために来日する医療関係者の助成
　　　　　　②日本の医療関係者で環太平洋・アジア諸国へ調査，研究並びに研修のために訪問する者の助成
　　　　　　③その他

2．応募資格　原則として医療関係者

3．助成人数　1年間：5名以内
　　助成額　　1件：50万円以内（総額200万円）

4．提出書類　①申込書
　　　　　　②履歴書　和文または英文1通
　　　　　　③受入れを証明する手紙等（コピー）
　　　　　　④推薦者（A4サイズ）2通，推薦者のうち1名は当財団賛助会員であること
　　　　　　⑤渡航計画書
　　　　　　⑥応募者一覧表作成用書式

5．応募締切　毎年9月末日および3月末日

6．選考方法　選考委員会が書類審査により行なう

7．選考結果の通知
　　　　　　応募者本人宛てに通知する

8．支給方法　財団所定の連絡票による出国または入国日の本人の通知にもとづいて支給する

9．被助成者の義務
　　　　　　1）調査・研究報告（様式は特に定めていない．A4 判．日本語または英語．帰国後1カ月以内）
　　　　　　2）財団事業の支援（賛助会員に入会，帰国後は財団主催のセミナー，財団の活動への協力等）

10．助成金の取消
　　　　　　次に述べる行為が確認された時，助成金支給の取消，助成金の停止，もしくは支給された助成金の返却を通告する．
　　　　　　1）提出書類に虚偽の記載があった場合
　　　　　　2）医療関係者としてふさわしくない行為があった場合

11．問い合わせ先
　　　　　　財団法人　日米医学医療交流財団
　　　　　　〒113-0033　東京都文京区本郷 3-27-12
　　　　　　本郷デントビル6階
　　　　　　Tel：03-6801-9777
　　　　　　Fax：03-6801-9778
　　　　　　e-mail ● janamef1988-info@janamef.or.jp

資料 4

助成団体への連絡および，留学情報の問い合わせ先

財団法人　日米医学医療交流財団
JAPAN-NORTH AMERICA MEDICAL EXCHANGE FOUNDATION
（JANAMEF）
〒113-0033　東京都文京区本郷 3-27-12 本郷デントビル6階
Tel：03-6801-9777
Fax：03-6801-9778
e-mail ● janamef1988-info@janamef.or.jp
URL ● http://www.janamef.or.jp/

（株）栄光―カプラン・ジャパン
窓口／メディカル講座担当
〒102-0084　東京都千代田区二番町 8-2
Tel：03-3238-0171
Fax：03-3238-0173
e-mail ● medical@kaplan.ac.jp
URL ● http://www.kaplan.ac.jp

（有）トータルヘルス教育ネットワーク

窓口／鈴木勇

〒350-1126　埼玉県川越市旭町 3-18-23

Tel：049-249-5720・241-9797

Fax：049-249-5721

e-mail ● total-health@025then.com

URL ● http://www.025then.com

※看護長期院内研修手配（アメリカ），学生短期留学企画（医学部・看護学部），専門分野視察研修企画手配，留学手続（医療英語研修・語学研修・大学），ホームステイプログラム手配

あとがき

JNAMEF 常務理事
東京女子医科大学医学部麻酔科教授
野村　実

　今回は各領域で問題となっている感染症のトピックを青木眞先生にまとめていただいた．感染症においても日米格差や保険制度の違いで，その対策は異なっており，広い見地からのアプローチが重要視される．本企画には感染症専門医だけではなく，すべての医療従事者に有益な知識が包括されている．

　また，II部として昨年開催の「医師留学セミナー」（日米医学医療交流財団主催）をまとめさせていただいた．今回は財団からの留学生に加えて，永松聡一郎先生，橋本友紀先生という現役で米国にて活躍しているスタッフをお呼びし，生の声を聞けたのが最大の特徴であった．

　米国における臨床研修はUSMLEなどを取得しても，語学力などで，実際インターンやレジデントになれる道は厳しくなってきている．セミナーでは，留学後の日本での職務なども討議した．留学での経験や技術，知識を必ずしも帰国後生かせるとはかぎらない．むしろ，実験できる場所や費用，環境などが整わずに過ごすことのほうが多いかもしれない．

　私自身は，1995年4月から1年間，日米医学医療交流財団の支援を受け，米国コロンビア大学（St. Luke`s- Roosevelt Hospital Center, NY, Chairman Prof. DM Thys）麻酔科に留学した．私がコロンビア大学に留学したのには，心臓麻酔のなかでも経食道心エコー（TEE）という心機能や診断を把握する新しいモニターが日本でも使われ始めてきたため，そのstandardを学びたいという臨床的な視点が強くあった．

　しかし，留学をどこにすべきかはやはり大問題で，研修内容だけではなく現地の治安や相談できる人がいるか，家族の住居，子どもの教育体制など，費用面も含めて思い悩むことは多い．私どもの日米医学医療交流財団

には多くの人材がいて，しかも現地の先生がたと今も綿密に連絡を取り合っている．

　すでに，医局や前からの留学者がいる場合は情報を手に入れやすいが，そうでない場合は，行き先や内容などを相談していただければ，財団の財産とも言うべき多くの人材からアドバイスを募ることも，あるいは紹介も可能である．

　一方，心臓外科や心臓麻酔の領域をみると，オーストラリアや東南アジアにおける臨床研修はまだ可能な病院も多く，その質的・量的な内容，たとえば手術症例数などは欧米に匹敵するところも多い．とくに，東南アジアでもマレーシアやシンガポール，香港などでは医師以外の医療スタッフも日常的に英語を話す病院が多い．今後臨床研修を目指す方は，留学の行き先を，米国，カナダ以外にも向けていただきたい．

　日米医学医療交流財団は米国以外にもアジアにも視点を向けながら，今後も留学支援活動に力を尽くす所存であり，また多くの方々の財団活動への参画，ご支援をお願いしたい．

　　　2009年10月20日

執筆者紹介

▶ I 部 ◀

谷口俊文（たにぐち・としぶみ）
東京都出身
2001 年　千葉大学医学部卒業
2001 年　武蔵野赤十字病院研修医
2003 年　在沖縄米国海軍病院インターン
2004 年　東京海上日動メディカルサービス（株）
2005 年　コロンビア大学セントルークス・ルーズベルト病院内科レジデント
2008 年　ワシントン大学感染症科フェロー
2008 年　米国内科専門医取得
e-mail：med.NewYork@gmail.com
ブログ：http://blog.livedoor.jp/med_nyc/

本田　仁（ほんだ・ひとし）
福島県出身
2000 年　北里大学医学部卒業
2001 年　東京慈恵医科大学病院研修医
2002 年　在沖縄米国海軍病院インターン
2003 年　東海大学総合内科臨床助手
2004 年　ハワイ大学内科レジデント
2007 年　ワシントン大学感染症科フェロー
2007 年　米国内科専門医取得
e-mail：hondah@hotmail.com

林　淑朗（はやし・よしろう）

群馬県出身
1998 年　群馬大学医学部医学科卒業
同　　年　群馬大学医学部附属病院麻酔科・蘇生科研修医
2000 年　栃木県済生会宇都宮病院麻酔科
2001 年　株式会社日立製作所日立総合病院麻酔科
2002 年　群馬大学医学部附属病院 ICU 医員
2004 年　日本麻酔科学会麻酔科専門医取得
2005 年　日本集中治療医学会集中治療専門医取得
同　　年　群馬大学医学部附属病院 ICU 助手
2007 年　群馬大学大学院医学系研究科博士課程修了
同　　年　群馬大学医学部附属病院 ICU 助教
2008 年　クィーンズランド大学臨床研究センター博士研究員
2009 年　日本麻酔科学会麻酔科指導医取得
e-mail: y.hayashi@uq.edu.au

神谷　亨（かみや・とおる）

静岡県出身
1991 年　名古屋大学医学部卒業
同　　年　京都府市立舞鶴市民病院内科研修医
1997 年　自治医科大学附属さいたま医療センター総合診療科シニアレジデント
1998 年　日本内科学会総合内科認定医，専門医を取得
1999 年　静岡県御殿場石川病院内科
2002 年　ハワイ大学内科レジデント
2005 年　ユタ大学感染症科フェロー
同　　年　米国内科専門医を取得
2007 年　洛和会音羽病院感染症科部長，総合診療科副部長
同　　年　米国感染症科専門医を取得
2008 年　洛和会音羽病院感染症科部長，総合診療科部長
e-mail: rakuwadr012@rakuwadr.com

本郷偉元（ほんごう・いげん）
京都府出身
1996 年　東北大学医学部卒業
同　　年　沖縄県立中部病院インターン
1997 年　沖縄県立中部病院内科研修医
2001 年　ベスイスラエルメディカルセンター内科レジデント
2004 年　バンダービルト大学感染症科フェロー
2006 年　武蔵野赤十字病院内科副部長
2007 年　武蔵野赤十字病院総合診療科副部長
2008 年　武蔵野赤十字病院感染症科副部長

柳　秀高（やなぎ・ひでたか）
神奈川県出身
1994 年　東京大学医学部卒業
同　　年　東京大学内科をはじめに初期研修（〜 96 年）
1995 年　公立昭和病院救急救命科研修医
1996 年　沖縄県立中部病院呼吸器科研修医
同　　年　亀田総合病院総合内科研修医
1997 年　東京労災病院腎臓内科をはじめに後期研修（〜 2001 年）
同　　年　虎の門病院腎臓内科研修医
1998 年　東京逓信病院循環器科，腎臓内科研修医
1999 年　沖縄県立中部病院呼吸器科，総合内科研修医
2001 年　東海大学腎臓内科助教
2002 年　東海大学総合内科助教
同　　年　日本内科学会総合内科専門医取得
2005 年　ウェイクフォレスト大学感染症科フェロー，公衆衛生大学院
2009 年より東海大学総合内科講師
e-mail: hi-yana@qb3.so-net.ne.jp

大曲貴夫（おおまがり・のりお）
1997 年　佐賀医科大学（現・佐賀大学）医学部医学科卒業
1997 年　聖路加国際病院内科研修医
2001 年　会田記念病院内科
2002 年　テキサス大学ヒューストン校医学部内科感染症科，感染症科フェロー
2004 年　静岡県立静岡がんセンター感染症科医長
2007 年　同　　　感染症科部長
現在に至る
資　格
　　日本感染症学会感染症専門医
　　日本化学療法学会抗菌化学療法指導医
　　ICD 制度協議会認定インフェクションコントロールドクター（ICD）
　　日本内科学会認定内科医
対外的活動
　　日本感染症教育研究会（IDATEN）代表世話人

▶解説◀

青木　眞（あおき・まこと）
感染症コンサルタント
1979 年　弘前大学医学部卒業
1979 年　沖縄県立中部病院研修医
1984 年　ケンタッキー大学内科レジデント
1987 年　沖縄県宮古島・宮古南静園内科（〜 90 年）
1990 年　ケンタッキー大学感染症科フェロー
1992 年　聖路加国際病院感染症科
1993 年　米国内科専門医・感染症科専門医取得
1995 年　国立国際医療センター内科・後にエイズ治療・研究開発センター
2000 年　4 月よりサクラ精機（株）学術顧問
　　　　　また、現在は都立駒込病院感染症科・新宿東口クリニックで外来診療
ブログ：http://blog.goo.ne.jp/idconsult〔感染症診療の原則（別名：B 級グルメブログ）〕

▶ II 部 ◀

永松聡一郎（ながまつ・そういちろう）

千葉県出身
2003 年　東京大学医学部医学科卒業
同　　年　帝京大学市原病院麻酔科研修医
2005 年　ミネソタ大学内科レジデント
2008 年　ミネソタ大学呼吸器内科・集中治療内科フェロー
同　　年　米国内科専門医取得

橋本友紀（はしもと・ともき）

岐阜県出身
1992 年　岐阜大学医学部卒業，岐阜大学医学部麻酔科研修医
1995 年　フィラデルフィア・チェスナットヒル病院インターン
1996 年　トーマス・ジェファーソン大学病院麻酔科レジデント
1997 年　コロンビア大学麻酔科レジデント，チーフレジデント，フェロー（～ 1999 年）
2000 年　米国麻酔科専門医取得
同　　年　カリフォルニア大学サンフランシスコ校麻酔科フェロー
2001 年　同　　大学サンフランシスコ校麻酔科，アシスタント・プロフェッサー
2007 年　同　　大学サンフランシスコ校麻酔科，アソシエイト・プロフェッサー
e-mail: hashimot@anesthesia.ucsf.edu

中田善規（なかた・よしのり）

大阪府出身
1990 年　東京大学医学部卒業
1991 年　マサチューセッツ総合病院麻酔科レジデント
1996 年　エール大学経営大学院修了、MBA
1999 年　帝京大学経済学部助教授
2002 年　帝京大学医学部教授・附属市原病院副院長
2006 年　帝京大学医療情報システム研究センター長
e-mail: ynakata@med.teikyo-u.ac.jp

財団法人　日米医学医療交流財団
JAPAN-NORTH AMERICA MEDICAL EXCHANGE FOUNDATION
(JANAMEF)

1988年10月，財団法人として設立．翌1989年5月には特定公益増進法人として認定された．北米諸国間の医療関係者の交流，医療関係者の教育ならびに保健医療の向上への寄与を主な事業目的に，医学医療研修者の留学助成，セミナーやシンポジウムなどを年に数回開催，日米両国の医学医療に関する調査助成も行っている．医学医療研修者に対する助成は，財団設立初年度の10名を手始めに現在まで約500名に達する．

〒113-0033　東京都文京区本郷 3-27-12 本郷デントビル6階
Tel：03-6801-9777/Fax：03-6801-9778
e-mail ● janamef1988-info@janamef.or.jp
URL ● http://www.janamef.or.jp/

シリーズ日米医学交流 No.9　感染症診療にみる医学留学へのパスポート

2009年11月20日初版第1刷発行

Ⓒ 編者　財団法人　日米医学医療交流財団

発行所　株式会社はる書房
〒101-0051　東京都千代田区神田神保町 1-44 駿河台ビル
Tel.03-3293-8549/Fax.03-3293-8558
振替 00110-6-33327
http://www.harushobo.jp/

落丁・乱丁本はお取り替えいたします．　印刷　中央精版印刷／組版　関月社
Ⓒ JAPAN-NORTH AMERICA MEDICAL EXCHANGE FOUNDATION, Printed in Japan, 2009
ISBN 978-4-89984-110-4　C3047